소마틱스

노화시계를 되돌리는 자세혁명

역자 · **최광석**
저자 · **토마스 한나**

SOMATICS

소마틱스는 나이가 들어가면서 겪는 문제를
역전시켜주는 실용적인 가이드이다.
심지어 그와 같은 문제가 발생하기 전에
강력하게 예방해주는 인체사용설명서이다.

군자출판사

소마틱스
Somatics

첫째판 1쇄 발행 | 2019년 12월 5일
첫째판 2쇄 발행 | 2021년 6월 25일
첫째판 3쇄 발행 | 2022년 9월 25일
첫째판 4쇄 발행 | 2024년 8월 10일

지 은 이 Thomas Hanna
번   역 최광석
발 행 인 장주연
출 판 기 획 한수인
책 임 편 집 이경은
편집디자인 편집부
표지디자인 양란희
일 러 스 트 유시연
발 행 처 군자출판사(주)
          등록 제4-139호(1991. 6. 24)
          본사 (10881) 파주출판단지 경기도 파주시 회동길 338(서패동 474-1)
          전화 (031) 943-1888   팩스 (031) 955-9545
          홈페이지 | www.koonja.co.kr

ISBN 979-11-5955-504-6

정가 25,000원

"이 책은 놀랍게도 전문가들이 이제 겨우 묻기 시작한 질문에 멋진 해답을 제시한다.
토마스 한나는 일반인과 건강전문가 모두 흥미진진하고 재미있게 읽을 수 있는 책을 썼다.
이 책 안에는 매혹적인 통찰들이 가득하다."

"우리의 생각 중에서 가장 심오하고 혁명적인 요소 중 하나는 몸과 마음의 근원적인
연결고리에 관심을 기울이는 것이다. 이제서야 우리는 자신의 내적 치유력에 대해
이해하기 시작했다. 『소마틱스』는 이러한 새로운 발견에 형태와 모양을 부여한다.
토마스 한나가 쓴 『소마틱스』를 접한 이는 축복받은 사람이다."

"토마스 한나의 '소마교육'을 알게 된 것은 행운이다. 이 책은 그가 창안한 소마틱스 분야에
새로운 진보와 발전을 가져올 것이다."

"가능하다면 나는 이 책을 이 나라의 모든 신경학자, 내과전문의, 간호사, 정신생리학자,
임상심리학자들의 손에 안기고 싶다."

"『소마틱스』는 서양의 모든 언어로 번역되어야 한다. 그리고 모든 부모와 교육자가
필독해야 할 책이다."

"의사와 환자들이 『소마틱스』를 제대로 이해하면 양자 사이의 단절된 신뢰 고리가 회복될
수 있을 것이다. 이 책은 인간의 몸이 얼마나 지혜롭고 놀라운 유기체인지 잘 보여준다.
게다가 이 책은 우리에게 지금보다 훨씬 더 멋진 삶을 살 수 있는 잠재력이 있다고 말해준다."

몸이 뻣뻣해지고, 통증과 피로가 몰려오면, 사람들은 종종 "늙었나봐!"라고 하며 한숨을 쉰다. 하지만 정말 '노화'가 문제일까?

이 놀라운 책에서, 토마스한나는 나이가 들면서 생기는 신체의 쇠퇴는 '어쩔 수 없는 것'도 아니고, 따라서 '피할 수 없는 것'도 아니라는 것을 알려준다. 모세펠덴크라이스의 업적 위에서, 한나는 '노화' 문제라고 알고 있는 증상들에 대처하는 실질적인 '몸–마음 혁신 프로그램'을 제공한다. 근육경직, 만성요통, 통증, 피로, 그리고 고혈압 같은 문제들은 많은 사람들이 '노화'로 인해 생기는 질환이라고 여기지만, 소마운동을 통해 근육과 신경을 의식적으로 통제할 수 있다면 얼마든지 해결할 수 있는 문제들이다. 한나는 '감각운동기억상실증'이라고 부르는 불수의적이고 파괴적인 패턴이 어떻게 우리 몸에 '습관화' 되는지 보여준다. 그리고 이 습관화된 감각운동기억상실증을 깨뜨릴 수 있는 단순하지만 효과적인 방법을 소개한다. 하루 5분 정도의 소마운동 만으로도 유연하고 건강한 몸을 유지하면서, 나이와 외상으로 인해 생긴 문제에서 탈출할 수 있다.

소마틱스는 나이가 들면서 겪는 문제를 역전시켜주는 실용적인 가이드이다. 심지어 그와 같은 문제가 발생하기 전에 강력하게 예방해주는 인체 사용 설명서이다.

나의 아내
ELEANOR CRISWELL에게
이 책을 바칩니다.

〈일러두기〉
* 본문 하단의 각주는 역자가 독자의 이해를 돕기 위해 붙인 역주이다.
* 본문에서 원저자가 중요하게 생각하고, 새롭게 정의하는 개념들은 한글 옆에 영어를 같이 표기했다.
* 원저자가 inch와 pound로 제시한 길이와 무게 단위는 meter와 kg 단위로 환산해서 표기하였다.
* 본문에 나오는 인명과 지명은 외래어 표기법을 따르며 관행상 굳어진 표기는 그대로 실었다.

Prologue

물리학physics이 물질의 이치를 탐구하는 학문이라면, 소마틱스somatics는 소마의
이치를 탐구하는 학문이다.

그렇다면, 소마란 무엇인가?

소마soma는 고대 인도와 이란의 제식에서 사용된 음료ritual drink였다. 이 음료에
는 각성효과가 있어서 마시면 몸에 활기를 느끼게 해주었다고 한다. 고대 그리스
어에서 소마σῶμα는 살아있는 몸living body 또는 물리적인 세계에서 살아가는 개인
의 삶one's life in the physical world이라는 의미로 사용되었다.[ii] 이 책의 저자인 토
마스 한나는 소마를 '1자 관점에서 인지한 몸' 또는 '내적으로 경험한 몸'으로 정의
한다. 바디마인드센터링을 개발한 보니 베인브릿지 코헨은 소마를 '대상화된 몸과
대비하여 경험된 몸'으로 바라보는 토마스 한나의 의견에 더하여, "몸을 내부에서

---

i 에픽테토스, 『엥케이리디온』, 김재홍 옮김, 까치글방, 2003, p20 ; '일/몫'을 '행동'으로 바꾸어 표현하였다.

ii http://en.wikipedia.org/wiki/Soma

경험하게 되면, 몸과 마음을 분리시키지 않고 전체성으로 경험할 수 있다"는 주장을 한다.[iii]

대부분의 사람들에게 소마관점somatic viewpoint은 매우 낯설다. 왜냐면 우리는 외부에서 바라보는 관점, 즉 '3자 관점'이 '1자 관점'보다 더 익숙하기 때문이다. "오른쪽 어깨가 왼쪽 어깨보다 높네요." "고개가 한쪽으로 돌아간 것 같아요." "다리 길이가 다릅니다." "골반이 틀어진 것 같아요." "허리가 구부정해 보입니다." 이런 표현들은 모두 '3자 관점'이다. "척추측만증이네요." "디스크 탈출입니다." "천장관절에 문제가 생겼어요." "측두하악관절이 틀어지면 두통이 발생할 수 있습니다." 이렇게 전문 용어가 들어간 진단 또한 대부분 '3자 관점'이다. 제 3자가 나를 보면서 '평가한 몸'을 한나는 바디body로 정의한다.

3자 관점은 객관적인 관점이며 과학적인 관점이다. 그리고 현대 의학은 이 객관적이고 과학적인 3자 관점에서 인체를 진단하고 치료하는 정교한 논리를 발전시켜왔다. 하지만 '객관적이고 과학적인 접근법'이 '올바른 접근법'이라는 보장은 없다. 한나는 객관적인 '사실'에 기반을 둔 현대 의학의 장점을 존중하지만, 아무리 정교한 3자 관점이라고 해도 1자 관점, 즉 소마관점somatic view-point이 빠진다면 반쪽짜리 의학이라는 생각을 가지고 있다.

---

iii Bonnie Bainbridge Cohen, "Sensing, Feeling, and Action: The Experimental Anatomy of Body-Mind Centering", Contact Editions, p1(I derived this word 'somatization' from Thomas Hanna's use of the word 'soma' to designate the experienced body in contrast to the objectified body. When the body is experienced from within, the body and mind are not separated but are experienced as a whole.)

그런데, 소마란 무엇인가?

소마를 '1자 관점'이라 정의하고, '3자 관점'에서 바라본 몸인 '바디'와 단순하게 비교하는 것 정도로는 소마의 실체가 피부에 와닿지 않는다. 이 책을 다 읽고 나서도 여전히 소마라는 개념이 머릿속에서만 빙글빙글 맴도는 사람도 있을 것이다. '감각인지'와 '운동통제'를 통해 '습관화된 긴장'을 감소시켜 '감각운동기억상실증'을 깨우면 소마가 건강해 진다는 소마틱스의 기본 개념들 또한 뭔가 어렵다. 이유는 단순하다. 많은 사람들이 자신의 몸을 '안에서 인지하고 경험하는 법'을 모르기 때문에 어렵게 느껴지는 것이다. 사실 모르는 것이 아니라 잊고 살아왔다는 표현이 더 정확하다. 하나의 표현을 빌리자면, 우리의 감각인지 능력과 운동통제 능력은 나이가 들어가면서 점점 기억상실증 상태에 빠진 것이다.

이 책은 총 3부로 구성되어 있다. 1부에서는 건강한 '소마'를 제대로 인지하지 못하게 만드는 '감각운동기억상실증'에 대해 설명한다. 또한 인간의 건강을 증진시키고 통증을 감소시키는데 있어 소마틱스가 왜 혁명적인 접근법인지 이야기한다. 바니, 제임스, 루이스, 할리, 알렉산더의 구체적인 사례를 읽으며 '생각해보기'의 글들을 천천히 따라가다 보면 '소마란 무엇인가?'란 질문에 대해 그 윤곽을 잡을 수 있을 것이다.

2부는 감각운동기억상실증을 일으키는 빨간등반사, 초록등반사, 트라우마반사, 그리고 다크바이스에 대한 내용이다. 대뇌피질의 의식적인 통제력이 왜 피하층으로 넘어가는지, 그리고 이러한 '권력이동'이 인간의 건강에 어떤 영향을 미치는지 배우게 된다.

1부와 2부를 통해 소마관점을 충분히 '이해'한 사람일지라도 아직은 제대로 '체득'한 것이 아니다. 3자 관점이 전문가에게, 또는 내가 아닌 그 누군가에게 나를 맡기는 관점이라면, 1자 관점은 내가 나의 주인이 되는 관점이다. 내가 나의 주인이 되기 위해서 선행되어야 할 것이 바로 문제의 원인을 타인이 아닌 나에게로 돌리는 작업이다. 소위 '건강전문가'들이 제시하는 정교하고 과학적인 '3자 관점'에 전적으로 의존하던 마음 자세로는 그 방향전환이 결코 쉽지 않다.

한때는 노예였으나 스토아 학파의 거장이 된 에픽테토스는 이 단계를 '교육을 막 시작하는 사람의 행동'으로 표현한다. 3부에서 제시하는 레슨들을 하나하나 그대로 따라하다 보면 신체의 '노화' 때문이라고 착각했던 많은 문제들이 실제로는 내가 내 안에서 답을 찾지 않았기 때문에 생겼다는 것을 '체득'하게 될 것이다. 그리고 감각인지와 운동통제를 통해 감각운동기억상실증에서 깨어난 건강한 소마를 조금씩 경험하게 되면, 유동적이며 연동하는 몸을 갖게 되어 나를 둘러싼 세상이 조금 더 선명하게 다가올 것이다. 이때야 비로소 '살아있는 몸'을 인지하고 경험하는, 소마의 이치를 탐구하는 학문인 소마틱스를 본격적으로 시작하는 단계에 접어들었다고 할 수 있다.

소마틱스는 하나의 학문 영역field이다. 따라서 1자의 관점, 즉 내 안에서부터 '변화'를 만들어나가는 모든 형태의 '신체 테크닉'들이 이 영역 안에 포함된다. 여기서 '신체 테크닉'이라는 개념으로 제한적으로 표현한 이유는 소마틱스 영역의 기법들

이 서양보다는 동양에서 그 깊은 전통을 자랑하는 호흡명상breathing meditation이
나 에너지명상energy meditation 또는 다양한 형태의 '감정·정신 접근법'과는 몸을
바라보는 관점에서 차이가 있기 때문이다. 소마틱스 영역의 기법은 인간의 신경근
시스템을 효율적으로 이용한다는 점에서 매우 진보된 형태의 '기능적 접근'이며,
서양 과학과 의학에 이론적인 바탕을 둔 정교한 '신체 테크닉'이다. 소마틱스에서
인체의 기능function을 어떻게 해석하는지에 대해서는 1부와 2부에 잘 설명되어 있
다.

유명한 인도 문학작품인 『마하바라타』에는 천신과 아수라들 사이의 싸움에서 아수
라 측의 사령관이 되어 공을 세우는 지혜로운 브라흐마나인 수크라차리야와 그의
딸 데비야니의 이야기가 나온다. 아수라의 왕 브리샤파르바의 딸인 사르미슈타 공
주에게 화를 당해 우물에 빠진 후, 우여곡절 끝에 구출되어 분노에 사로잡혀 있는
데비야니에게 아버지 수크라차리야가 다음과 같은 말을 해준다.

"고삐만 잡고 있다고 훌륭한 전차사(戰車士)가 아니요.
날뛰는 말을 잘 다스려 뜻대로 이끄는 사람이 훌륭한 전차사이듯,
자신의 분노를 잘 억제하는 사람이 자신에 대한 훌륭한 전차사이다.
뱀이 허물을 벗어버리듯 분노를 떨쳐버릴 수 있는 사람만이
날로 새롭게 태어날 수 있다. 화를 참을 줄 안다는 것은
계율에 따라 백 년간 고행을 하는 것보다 더 위대하다." iv

---

iv 비야사, 『마하바라타』, 주해신 옮김, 도서출판 민족사, 2007, p34

3부에서 제시하는 소마운동somatic exercise은 토마스한나가 직접 고안한 '인지운동'이다. 이 소마운동은 뻣뻣함과 통증, 그리고 각종 기능장애에 시달리며 이리저리 '날뛰는' 몸을 다스려 '훌륭한 전차사'가 되게 하는 기본적인 매뉴얼이다. 늘 나를 치료해 줄 '누군가'를 찾아 헤매는 당신이 시선을 자신의 내부로 돌려 나 자신myself이 바로 내 병의 치료제임을 자각하게 해주는 각성제soma가 될 것이다.

소마틱스 세계에 이제 막 관심을 가지기 시작한 당신이 에픽테토스가 말한 것처럼, 언젠가 '다른 사람도, 자기 자신도 비난하지 않는 교육을 마친 사람'이 될 수 있기를 기원한다. 그리고 물리적인 '신체 테크닉'을 넘어 더 깊은 '내면'의 세계를 탐구하는 '과정'을 즐길 수 있기를 바란다.

이 책은 소마틱스라는 매력적인 영역을 탐험하는데 있어 최고의 입문서이다. 또한 3자 관점에서 1자 관점으로 인식의 패러다임을 전환하게 해주는 합리적인 도구이다. 이제 다시 다음과 같은 질문을 던지며 한나가 들려주는 말에 귀를 기울여보자.

도대체, 소마란 무엇인가?

contents

PART 1 감각운동기억상실증

PART 2 감각운동기억상실증의 원인

PART 3 소마운동 프로그램

Introduction

스핑크스의 수수께끼와 노화

스핑크스의 수수께끼는 고대의 유명한 신화 중 하나이다. 스핑크스는 오이디푸스 Oedipus에게 다음과 같이 묻는다. "목소리는 하나인데, 네 발이 되었다. 두 발이 되고, 다시 세 발이 되는 것은 무엇인가?" 그리스 신화에서 오이디푸스는 정답을 내놓는다. 답은 바로 인간이다. 인간은 아이일 때 네 발로 기고, 두 발로 걸으며 성인의 삶을 살고, 지팡이에 의지하면서 노인이 된다.

스핑크스가 낸 수수께끼의 답이 인간이다. 그런데 첫 번째 수수께끼 밑에 숨어있는 두 번째 수수께끼가 또 있다. 바로 '왜 인간은 똑바로 걷는 법을 습득한 후, 그 능력을 상실하고, 결국엔 지팡이를 짚은 채 살아가는 걸까?'라는 질문이다. 스핑크스 이야기에는 이 두 번째 질문에 대한 답이 없다.

스핑크스의 수수께끼에는 나이가 들면 인간은 불구자처럼 된다는 가정이 깔려있다. 그런데 이 가정은 기원전 5세기, 소포클레스Sophocles가 스핑크스에 대한 이야기를 쓸 때부터 사람들에게 소개되어, 현재까지도 계속 당연하게 받아들여지고 있다.

사람들은 확신을 가지고 이렇게 말한다. "당연하지 않나요? 나이가 들면 인간은 필연적으로 몸이 뻣뻣해지고 아프게 됩니다. 기원전 5세기부터 지금까지, 인간들은 노인이 되면서 몸이 굳고 자세가 구부정해졌거든요. 어쩔 수 없는 일 아닌가요?"

하지만 노화老化가 '어쩔 수 없는 일'은 아니다. 또 다른 길이 분명히 있다.

나이가 들면 일반적으로 몸이 경직된다는 것은 부정할 수 없는 사실이다. 하지만 나이 들면 왜 몸에 퇴행退行이 일어나야만 하는지에 대한 의문이 남는다. 또 다른 의문은, '노화 과정에서 무슨 일이 일어나는가?'이다. 과학적 방법론에 기반을 둔 의학을 통해 인간은 감염과 장부 질환을 예방할 수 있게 되고, 수명은 80세 이상 늘어났다. 그런데 왜 우리는 아직도 나이 들면 신체가 경직되고, 통증이 생기는 단순한 문제를 제대로 예방하지 못하고 있는 걸까? 왜 인간은 중년도 아닌, 겨우 30대만 되어도, 이때부터 일반적인 형태의 퇴행이 일어난다고 가정하고 살아가는 걸까?

수십 세기 동안 스핑크스의 첫 번째 수수께끼 밑에 숨어 있는 두 번째 수수께끼는 여전히 해결되지 않은 채 남아있다. 현재도 우리는 노화aging가 퇴행degeneration 이라는 신화 속에 살며 나이 드는 것을 두려워한다. 인간은 수명이 늘어나 더 오래 살게 되었지만, 더 잘 살고 있다고 보긴 어렵다. 스핑크스의 수수께끼 이후 그토록 긴 세월이 흘렀는데, 그렇다면 그 진보는 무엇인가? 중년에 접어들면서 신체가 붕괴되는 것에서 탈출할 수 있는 새로운 정보, 새로운 통찰은 무엇인가? 만일 인간이 이 붕괴가 일어나는 메커니즘을 발견한다면, 그것을 예방할 수도 있지 않을까?

20세기에 접어들면서 노화 문제에 대한 과학적 이해가 조금씩 증가해 왔다. 한스 셀리에Hans Selye는 생리학적 질병은 심리학적 원인, 즉 스트레스에서 비롯된다는 사실을 발견했다. 셀리에의 견해를 소마관점somatic viewpoint이라고 한다. 즉 우리가 삶에서 겪는 모든 사건들은 신체경험bodily experience이라는 것이다. 모세 펠덴크라이스Moshe Feldenkrais는 이러한 관점을 신체재교육bodily re-education, 기능통합functional integration이라는 이름으로 구현시켰다. 나는 한스 셀리에와 펠덴크라이스의 작업에 기반을 둔 소마틱스를 소개할 수 있게 되어 기쁘다. 그들의 연구는 노화 문제를 극복하는 데 놀라운 성과를 이룰 수 있게 해준다.

인간은 네 발로 기기 시작한 후 일단 두 발로 서서 걷는 법을 습득하기만 하면, 다시는 절뚝거리며 세 발로 걷지 않아도 된다. 다시 말해, 신체가 퇴행한다는 생각은 스핑크스의 수수께끼에 깔린 잘못된 가정이지, 결코 피할 수 없는 그 무엇이 아니다. 노화는 대부분 피하고 역전시킬 수 있다.

나는 이것이 사실이라는 것을 너무도 잘 안다. 지난 12년 동안 내게 찾아온 수천 명의 사람들에게 소마교육을 해주면서 두 눈으로 계속해서 확인했다. 그들의 변화는 정말로 일어나는 일이며 지속 가능한 것이었다. 수년이 지난 후 나는 행복한 마음으로 이 사실을 확신하게 되었다. 하지만 고백하자면, 20년 전의 나는 내 사무실에서 매일같이 일어나고 있는 일이 정말로 가능할 거라고 스스로도 확신하지 못했다.
    대부분의 고객이 30대 이상이었는데 그들도 처음에 나에게 올 때는 소문만 듣고, 내가 처음에 그랬던 것처럼, 소마틱스에 대해 기대 반 의심 반의 마음이었다. 하지만 소마교육이 끝나면 그들은 종종 이렇게 말하곤 했다. "이런 게 진짜 가능하다고 생각지도 못했어요. 수년 동안 앓고 있던 이 문제를, 그 무엇도 도움이 되지 못해서, 이제는 그 문제를 가지고 계속 살아가야 한다고 여겼거든요." 그러고 나서 그들은 다음과 같이 의미심장한 표현을 덧붙였다. "이런 게 불가능하다고 생각했지만요, 사실 항상 이런 일이 가능해야만 한다고 생각해왔죠."

오스트리아에서 온 의사, 정골의사, 카이로프랙터, 물리치료사들도 나의 강의와 레슨을 받고 이와 비슷한 표현을 했다. "생각은 해 왔지만, 저희들이 트레이닝 과정에서 배우지 못했던, 하지만 배워야만 하는 것을 보여주시네요. 소마관점은 건강관리 분야에서 미싱링크missing link와 같은 것입니다." 내 수업에 참석했던 시드니의 한 저명한 심장병 전문의는 수업에서 느낀 점을 다음과 같이 기고했다. "내가 배운 것은 몸과 마음의 상관관계를 이해하는 것에 대해, 물리학에서 아인슈타인의 상대성 이론만큼 잠재력을 지니고 있다."[1]

지난 12년 동안 나는 이런 식의 확신에 찬 말들을 계속 들어왔다. 그리고 모든 사람들이 노화로 인한 저주라고 여기고 있는 신체의 기능장애를 피할 수 있다고 확실히 믿게 되었다. 우리들은 말년에도 정력적으로 활동하는 노인들을 알고, 또 그들을 부러워한다. 나이가 든다고 해서 고통을 받아야 할 이유는 전혀 없다.

　각 세대마다 늙어 죽을 때까지 활발하게 움직이며 능동적으로 살아가는 사람들이 많다. 이런 현상을 노인학자들은 성공적인 노화successful aging라고 말한다. 우리는 이런 예를 많이 알고 있다. 모든 세대에서 가장 유명한 사람들은 굉장히 장수했다. 그들은 일하고, 사색하면서 죽기 전까지 활발하게 창조적으로 살았다. 심지어 우리에게 스핑크스의 수수께끼를 전해준 소포클레스도 자신의 마지막 작품을

90세 되던 해에 남겼다.

인간의 감각운동시스템은 살아가면서 겪는 일상의 스트레스와 외상에 끊임없이 반응하며 특정한 근육반사를 일으킨다. 이러한 반사가 반복적으로 일어나면 '습관화된 근수축'이 발생한다. 이렇게 근수축 상태가 습관화되면 수의적으로 이완하기 어렵다. 불수의적이고 무의식적으로 수축된 근육은 결국 어떤 움직임이 자유로운 것인지 알지 못하는 망각 상태에 빠진다.[i] 그 결과 경직, 통증, 제한된 움직임 등이 발생한다.

이렇게 망각이 습관화된 상태를 감각운동기억상실증SMA, Sensory-Motor Amnesia 이라 한다. SMA는 특정한 근육을 감지하고 통제하는 방식에 대한 기억을 잃은 상태이다. 이 문제는 중추신경계 내에서 일어나기 때문에 인지하기 어렵다. 이 SMA는 신체의 중심부에 영향을 미친다. 내가 누구인지, 무엇을 경험할 수 있고, 무엇을 할 수 있는지에 대한 정보가 머릿속에서 급격히 줄어들면, 이게 바로 SMA의 일

---

i 이 책에서는 근육 수축을 크게 수의적 수축과 불수의적 수축으로 나눈다. 수의적(隨意的, voluntary) 수축은 '내 맘대로 할 수 있는' 수축으로 의식적(意識的, conscious) 수축이라는 말과 상통한다. 이 수의적 수축은 '대뇌피질cerebral cortex'에서 주관한다. 불수의적(不隨意的, involuntary) 수축은 '내 맘대로 할 수 없는' 수축으로 무의식적(無意識的, conscious) 수축과 상통한다. 이 불수의적 수축은 '피하층subcortical portion'에서 주관한다. 2부에서 이야기 하는 '빨간등반사'와 '초록등반사'는 피하층에서 일어나는 무의식적인 반사이며, 이들은 근육의 불수의적인 수축을 일으킨다. 감각운동기억상실증은 이러한 반사가 '습관화habituation' 되면서 발생하게 된다. 간략하게 도표화하면 다음와 같다.

수의적	의식적	대뇌피질
불수의적	무의식적	피하층

차적인 영향이다. SMA의 이차적인 영향은 우리가 '노화'의 영향이라고 잘못 알고 있는 바로 그 문제들이다.

감각운동기억상실증은 '나이'와는 별 관련이 없다. SMA는 나이에 상관없이 어린 나이에도 얼마든지 일어날 수 있다. 불행한 가정에서 성장한 아이들, 또는 전쟁과 같은 공포 상황을 겪으며 자란 아이들은, 가슴이 무너지고, 어깨가 긴장되고, 목이 앞으로 심하게 커브를 이루는 것과 같은, 감각운동기억상실증의 전형적인 신체 패턴을 보였다. 어린 나이에 심각한 외상이나 수술을 받아도, 어른들이 노화라고 오해하는 것과 똑같은 만성 근수축이 일어난다. 몸통이 한쪽으로 기울어지며 척추가 휘는 것, 다리를 조금씩 절거나 원인을 알 수 없는 만성 통증을 겪는 것이 그 예이다. 그리고 이런 증상은 죽을 때까지 계속 몸에 남는다.

SMA를 일으키는 반사는 매우 독특하다. 이 반사에는 3가지 형태가 있다. 나는 각각, 빨간등반사Red Light Reflex, 초록등반사Green Light Reflex, 트라우마반사Trauma Reflex라고 이름 붙였다. 이들은 SMA를 일으키는 중요한 요소이다. 이 세 반사는 한스 셀리에와 모세 펠덴크라이스가 제시한 방대한 연구 성과를 아우르는 개념이다. 이들을 소개하기에 앞서 나는 다음 세 가지 중요한 사실을 지적하고자 한다.

(1) SMA의 영향은 나이와 상관없이 발생하지만, 보통 30대와 40대 사이에 드러나기 시작한다.
(2) SMA는 신경계의 적응반응이다.
(3) SMA는 학습된 적응반응이기 때문에, 재학습될 수 있다.

SMA를 피할 수 있고, 역전시킬 수 있다는 것은 매우 기쁜 소식이다. 감각운동시스템의 독특한 특성은 '배운 것을 잊어버리는 능력과 잊어버린 것을 기억해내는 능력'이다. 이 두 능력을 직접적으로 그리고 실질적으로 활용하여 우리는 SMA로부터 탈출할 수 있다.

3부에서는 8개의 소마운동을 제시한다. 이 소마운동은 인간의 감각운동시스템을 재설정시켜주는 직접적이고 효과적인 운동법이다. 이 운동의 중요한 측면은, 무엇보다도 나이가 들면서 얻게 되는 부정적인 영향을 제거할 수 있다는 점이다.

소마운동은 특히 30대에게 중요하다. 이때부터 인간은 빨간등반사, 초록등반사, 트라우마반사를 몸에 누적시켜 나간다. 노인이 소마운동을 한다면, 이미 뻣뻣해지고 통증이 생긴 몸을 실질적으로 역전시킬 수도 있다.

소마운동의 궁극적인 효과는, 이 운동을 젊은이들의 신체 훈련에 적용하면서 나타나게 될 것이다. 어린이들이 감각인지와 운동통제에 대한 훈련을 하게 되면, 이들이 자라는 세대 전 기간 동안, 심혈관 질환, 암, 정신병 등과 같은 건강 문제들이 현격하게 감소하게 될 거라고, 나는 확신한다. 그리하여 지난 수천 년 동안 노화에 대한 잘못된 관념이 인류에게 미쳤던 악영향보다, 소마틱스의 긍정적인 측면이 인간에게 훨씬 더 광범위한 영향을 미치게 될 것이다.

소마틱스는 인간이 살아가는 방식을 바꾸고, 몸과 마음의 관계에 대한 이해를 변화시킬 것이다. 또한 인간이 자신의 삶을 통제하는 방식, 책임감 있게 자신의 전 존재를 영위해 나가는 태도에도 변화를 줄 수 있을 것이다.

사실 이러한 발견은 인간 존재의 본질에 대한 이해, 즉 '인간은 무엇이고, 무엇일 수 있는가?'와 같은 광범위한 철학적 질문과도 연관을 맺고 있다.

나는 감각운동기억상실증이 지금까지 인식하지 못했던 건강 문제의 한 범주로 기술되어야 한다고 주장한다. SMA는 아마도 모든 인간이 겪는 질병의 절반 이상을 설명해 줄 것이다. SMA는 의료적, 수술적인 방법으로 접근할 수 있는 질환이 아니다. 따라서 진단과 치료의 대상이 아니다. SMA는 치료treatment가 아닌 교육 education이 필요한 소마병리somatic pathology이다. 이 책에서 제시하는 사례와 연구 결과들은 소마틱스라는 새로운 영역에 실질적인 도입부 역할을 해준다.

과학과 의학에서는 인간을 밖에서 3자third-person 관점으로 바라보며 접근한다. 하지만 소마틱스는 안에서 밖을 보는 1자first-person 관점으로 인간을 바라본다. 이 두 관점은 동등하게 중요한 관점으로 다루어져야 한다.

　소마틱스는 도시산업사회의 스트레스 가득한 환경에서도 육체적, 정신적으로 건강하게, 스트레스를 덜 받고 사는 방법을 알려준다. 넓게는 우리네 삶이, 좁게는 기술사회에서 살아간다는 것 자체가 인간의 웰빙을 무너뜨리는 과정이다. 하지만 우리는 맹목적으로 노화가 피할 수 없는 과정이라고 믿기보다는, 열린 눈으로 그것을 극복해 나갈 수 있다.

스핑크스가 낸 수수께끼에 오이디푸스가 답한 내용이 잘못이라는 것이 이 책의 기본적인 메시지이다. 하지만 더 큰 메시지는, 인간은 나이 들어서 죽을 때까지 신체와 삶 모두 성숙하고 진보해야 한다는 것이다. 이에 대해서는 이 책 1부와 2부를 통해 감각운동기억상실증과 그 원인을 배우면서 좀 더 명확히 알게 될 것이다.

인간은 나이 들면서 노화하는 것이 아니라 끊임없이 성숙하고 진보한다는 사실이
야말로, 진정한 삶의 모습이며, 인류의 가슴 깊이 자리하고 있는 공통된 바람임을,
나는 믿는다.

PART 1

감각운동기억상실증
SMA: Sensory-Motor Amnesia

감각운동기억상실증은 인간 경험과 행동의 근간을 이루는 메커니즘이다. SMA에 대해 이해한다는 것은 노화 때문에 일어난 일이라고 잘못 알고 있는 기능장애의 근본적인 원인을 이해하는 것이다.

1부에서는 신체가 손상을 받아 그 충격이 몇 년간 누적되고, 이로 인해 SMA가 진행된 전형적인 다섯 사례를 제시한다. 상담실에서 나는 여기서 제시한 사례를 매일같이 다양한 형태로 보곤 한다. 당신도 모든 도시와 마을, 거리에서 이 다섯 사례를 발견할 수 있을 것이다. 나는 적어도 미국 성인 인구의 4분의 3이 SMA로 고통 받고 있다고 추정한다. 그런데도 아무도 SMA를 어떻게 다뤄야 할지 모르고 있다.

Chapter 1

바니(42세): 피사의 사탑
The Tower of Pisa

40대의 보험회사 중역인 바니는 몇 년 동안 몸 오른쪽 부위에 만성통증을 겪어왔으며 자주 균형을 잃고 비틀거렸다. 의사는 바니의 엑스레이를 살펴보았지만 아무런 문제도 발견할 수 없었다. 42년간 격한 노동으로 피폐해진 삶 때문에 고관절 문제가 발생한 것이라는 결론이 전부였다. 의사는 바니에게 전형적인 노화에 따른 관절염이 찾아 왔으니 어쩔 수 없이 그것을 감내하고 살아야 한다며 통증이 심해지면 아스피린을 복용하고 침대 위에 누워서 쉬라는 처방을 해 주었다.

이 처방에 만족하지 못한 바니는 카이로프랙터에게 찾아갔다. 그는 요추 배열이 틀어졌으니 교정을 해야 한다고 했다. 그래서 요추 교정을 받았지만 바니의 고관절 통증은 나아지지 않았다. 이번에는 침구사에게 찾아갔다. 침구사는 통증과 관련된 경락을 진단하고 해당 혈자리에 자침을 하였다. 이 방법이 통증을 완화시킨 듯 했지만 4일 후 다시 아파오기 시작했다.

이것은 바니가 내게 들려준 이야기다. 바니는 이해하기는 힘들지만 성공률이 높은 '소마교육'이라는 뭔가 독특한 일을 하는 사람이 있다는 말을 지인에게서 듣고 나를 찾아오게 된 것이다.

　나는 바니에게 어디에서 통증이 발생하는지 물어보았다. 그는 자신의 고관절과 천골 사이, 우측 골반 뒤쪽 부위를 가리켰다. 만져보니 통증이 중둔근에서 비롯되는 것을 알 수 있었다. 중둔근은 허벅지 윗부분에서 골반 뒤쪽으로 엉덩이를 가로지르며 지나가는 근육이다. 이 근육은 보통 한 다리로 서 있을 때 수축하며 골반과 다리를 감싸듯이 연결해주어 하체의 안정성을 유지해준다. 바니의 고관절 부위를 만지거나 움직여 보았을 때는 통증이 나타나지 않았다. 틀림없이 중둔근이 통증의 원인이었다.

무리한 일로 끊임없이 수축하게 된 중둔근이 통증의 원인이라고 알려주자 바니는 "의사는 왜 내가 관절염에 걸렸다고 한 겁니까?"라고 따지듯이 물었다. 난 의사가 왜 그런 말을 했는지는 잘 모르겠다고 했다. 사실 엑스레이만으로는 통증의 원인이 근육때문인지 아닌지 제대로 알기 어렵다. 의사들이 만성통증과 의학적으로 치료하기 힘든 아픔을 호소하는 환자에게 이와 별로 상관없는 관절염 처방을 자주 내리는 것은 일반적인 일이다. 현대의학 안에 여전히 노화에 대한 고대의 신화적 관념이 잠재해 있는 것이다.

통증 원인을 정확히 확인하고 나서, 바니에게 눈을 감고 내 앞에 똑바로 서 보라고 요청했다. 그의 몸통 전체가 오른쪽으로 약 15도 정도 기울어져 있었다. 상체가 오른쪽으로 기울어져 있으니 중둔근이 계속해서 수축할 수밖에 없었던 것이다.

• 감각운동기억상실증

바니가 서 있는 동안 그의 왼쪽 중둔근을 만져보니 부드럽게 이완된 상태였다. 반면 오른쪽 중둔근은 딱딱하고 긴장되어 있었다. 등 근육도 마찬가지였다. 왼쪽은 상대적으로 부드럽게 이완되어 있고, 오른쪽은 긴장되어 있었다. 특히 우측 척추 주변 근육의 긴장이 심했다. 오른쪽 근육이 만성적으로 수축하며 그 힘이 바니를 잡아 당겨 몸을 우측으로 기울게 하고 척추도 휘게 한 것이다. 게다가 몸통 무게가 오른쪽 중둔근에 더해져 지속적인 근수축을 유발시켰다. 그로 인해 바니는 만성통증을 겪고 근육이 피로해진 것이다.

바니는 스스로 오른쪽 근육을 이완할 수 없었다. 우측 척추 근육이 전혀 이완 반응을 보이지 않았다. 나는 바니를 전신거울 앞에 세우고 자신의 몸이 15도 기울어져 있다는 것을 확인시켜주었다. 그는 평소에 자신의 몸이 한쪽으로 기울어져 있다는 사실을 모르고 있었다. 다만 의사들이 오른다리가 왼다리 보다 더 짧다고 했던 말을 기억해서 알려주었다. 하지만 다리 길이를 재보니 양쪽이 서로 다르지 않았다. 나는 바니에게 지면과 직각으로 바르게 서도록 지시했다. 그리고 나서 눈을 감고 몸의 느낌이 어떤지, 균형 잡힌 느낌이 나는지 확인해보라고 했다.

"아니요. 왼쪽으로 기울어진 느낌이 납니다." 그가 대답했다. 눈을 뜨고 몸의 긴장을 풀자마자 그의 몸은 바로 오른쪽으로 기울어졌다. 이 검사를 하고 나서, 나는 바니의 눈을 감긴 채 그의 상체를 왼쪽으로 조금 더 기울게 한 후 똑바로 서 있는 느낌이 나는 자세를 만들어 보라고 했다. 그러자 조금도 망설이지 않고 그는 오른쪽으로 몸을 기울이며 "이게 똑바른 자세에요."라고 대답했다. 바니의 몸은 마치 '피사의 사탑'처럼 보였다.

바니의 몸은 오른쪽 근육 상태를 인지하는 감각능력 뿐만 아니라, 공간 안에서 신체의 위치를 파악하는 능력 모두 결함이 있었다. 그의 균형감각은 왜곡되어 있었던 것이다. 어린 시절, 어느 시점에서는 그도 척추 양쪽 근육을 모두 정상적으로 통제할 수 있었을 것이다. 또한 그때의 감각신경은 공간 안에서 자세의 변화를 제대로 감지할 수도 있었을 것이다. 하지만 어느 순간부터 그의 운동통제 능력과 감각인지 능력 모두 조금씩 줄어들게 되었다. 예전에 가지고 있던 능력을 이제 더 이상 쓸 수 없게 되었다. 과거에 감지했던 것을 이제는 더 이상 감지할 수 없게 된 것이다. 이것이 바로 전형적인 '감각운동기억상실증'의 결과다.

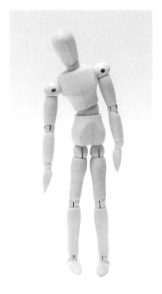

그림1. 바니의 자세

나는 바니에게 예전에 심각한 사고를 당한 적이 있는지 물었다. 그는 5년 전 교통사고를 떠올렸다. 자동차 사고로 왼쪽 대퇴골이 부러진 적이 있다고 대답했다. 비로소 나는 왜 그의 몸이 오른쪽으로 기울게 되었는지 알아챌 수 있었다. 다리 골절이 발생한 이후에 손상되지 않은 다리 쪽으로 체중을 이동시켜 통증을 줄이려는 것은 인체가 지닌 일반적인 경향성이다. 골절을 치료하며 오랜 시간을 보내는 동안 바니의 몸은 오른쪽으로 기울어진 채 습관화 되었고 이러한 몸 상태가 무의식에 완전히 각인되었다. 자동차 사고가 바니에게 감각운동기억상실증을 일으킨 것이다.

• 감각운동기억상실증

바니는 자신의 근육 움직임을 감지하는 법을 배우게 되었다. 예전에는 할 수 있었지만 잃어버렸던 능력을 회복하게 되었다. 그러자 다음과 같은 세 가지 현상이 발생했다.

(1) 노화에 따른 '관절염'에 상관없이 그는 더 이상 골반 주변에 통증을 겪지 않게 되었다.

(2) 지면과 수직으로 똑바로 설 수 있게 되었으며, 왼다리와 오른다리에 체중을 고르게 분산해서 균형을 잡을 수 있게 되었다. 또한 척추 양쪽의 근육도 균형을 이루게 되었다.

(3) 일단 균형감각이 회복되자 스스로 바른 자세와 기울어진 자세를 구분할 수 있게 되었다. 결과적으로 항상 불안한 자세로 비틀거리던 습관이 개선되었다.

요약하자면, 바니는 더 이상 감각운동기억상실증에 시달리지 않게 되었다. 더군다나, 이제는 예전과 같은 증상이 재발할 때 그것을 예방하는 훌륭한 방법도 알게 되었다. 스스로를 관리하며 나의 도움 없이, 또한 다른 건강전문가의 도움 없이도, 바니는 자신의 문제를 컨트롤 할 수 있게 되었다.

생각해보기:

움직임과 느낌 – 동전의 양면

바니가 처음 내게 찾아왔을 때는 자신의 몸통과 골반 근육을 제대로 통제할 수 없는 상태였다. 이것을 운동결핍motor deficiency이라 한다. 또한 바니는 해당 근육들이 어떻게 몸을 움직이는지 제대로 감지할 수도 없었다. 이것을 감각결핍sensory deficiency이라 한다. 이 둘은 우리 몸 전체를 통제하는 중추신경계, 즉 뇌와 척수에 연계된 문제이다.

중추신경계를 보면 근본적으로 구조와 기능을 담당하는 두 영역, 즉 감각영역과 운동영역으로 나뉘어져 있다는 것을 알 수 있다. 머리에서 척추를 지나 꼬리뼈까지 이어지는 척수는 뒤쪽으로는 감각신경이 들어가고감각 입력, Sensory Input 앞쪽에서는 운동신경운동 출력, Motor Output이 나온다.(그림 2)

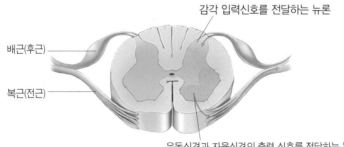

감각 입력신호를 전달하는 뉴론

배근(후근)

복근(전근)

운동신경과 자율신경의 출력 신호를 전달하는 뉴론

그림2. 척수에서 감각신경과 운동신경의 경로

우리의 몸 안과 밖에서 감지하는 모든 자극들은 감각신경을 통해 뇌로 전달된다. 뇌에서 처리된 신호는 운동신경을 따라 척추로 내려온다. 이 신호에 의해 움직임이 발생한다. 세상과 자신에 대한 이해는 감각신경에 의해 결정되고, 우리의 내부와 외부 움직임은 운동신경이 통제한다. 다시 말해, 운동신경의 역할은 뼈에 붙어 있는 골격근과 장부를 이루는 평활근에 신호를 보내어 이들의 움직임을 조절하는 것이다.

　　척수에서 보이는 신경의 이원성은 그대로 뇌까지 이어진다. 감각신경 세포들은 뇌의 중심구central sulcus, 뇌의 전두엽과 후두엽 사이에 있는 깊은 고랑 뒤쪽으로 이어지고, 운동신경 세포들은 앞쪽으로 연결된다.(그림 3)

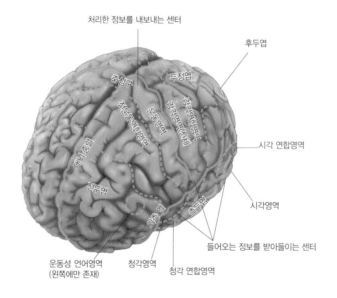

그림3. 대뇌피질의 감각과 운동 경로

신경계에서 감각신경과 운동신경은 구조적 측면에서 나뉘어져 있지만 기능적으로는 통합되어 있다. 이들은 동전의 양면과도 같다. 앞의 그림들을 보면 척수에서는 감각신경과 운동신경이 분화되어 있지만, 뇌에서는 이들이 통합되어 있음을 알 수 있다.

감각신경은 밖에서 일어나는 일과 우리 몸 내부에서 발생하는 정보를 감지하여 뇌로 전달한다. 이 정보를 받은 뇌는 무엇을 해야 할 지, 어떻게 해야 할 지를 판단한다. 다시 말해, 뇌는 들어오는 감각정보와 나가는 운동명령을 통합하는 기능을 한다. 중추신경계가 하는 감각신호와 운동신호의 통합은 무의식 상태에서 끊임없이 일어나기 때문에, 인간은 그 처리과정을 인지하지 못한다. 이것은 마치 물고기가 물속에서 헤엄치고 있다는 사실을 스스로 모르고 움직이는 것과 같다.

감각신호와 운동신호의 통합은 책 페이지를 넘기는 것과 같이 단순한 일을 할 때도 거의 무의식중에 이루어진다. 사람들은 책을 읽다 시선이 페이지 끝에 다다르면 왼손을 들어 오른쪽으로 가져간다. 책 오른쪽 모서리를 발견하면 그 끝을 잡아 왼쪽으로 넘긴다. 왼손이 '페이지 끝을 발견'하기 위해서는 손과 책의 위치에 대한 정확한 정보가 필요하다. 왼손을 들어서 이동시키기 위해서는 어디로 가는지에 대한 방향정보도 필요하다. 그걸 모르면 왼손은 붕 떠버리거나 몸쪽으로 떨어지게 된다. 또는 잘못 움직여 코를 치거나 오른쪽 어깨를 건드릴 수도 있다. 운 좋게도 이러한 일은 일어나지 않는다. 매 순간 위치, 방향, 궤적, 속도, 사물의 윤곽 등에 대한 감각정보를 바탕으로, 손은 공간 속에서 정확하게 책의 오른쪽 모서리로 이동해 다음 페이지를 넘기게 된다.

현대의 신경생물학은 감각정보와 운동지시의 지속적인 상호작용을 되돌이loops 형태로 처리되는 피드백시스템feedback system이라 부른다. 감각신경은 취합한 정보를 운동신경에 '피드백' 한다. 이 결과는 운동신경의 조절 능력에 반영된다. 반면, 움직임이 발생하면 운동신경은 손의 위치에 대한 새로운 정보를 감각신경에 '피드백' 시킨다. 이러한 피드백에 의한 되돌이는 지속적으로 교환되며 손과 손가락이 다음 페이지에 도달한 후 책장을 넘길 때까지 이어진다.

앞에서 보았듯이, 안에서 바깥으로 전달되는 운동신호를 지속적으로 통제하려면 밖에서 받아들이는 감각정보의 지속적인 흐름이 필요하다는 사실을 알 수 있다. 감각운동계가 항상 일정한 기능을 하지 못한다면 우리는 원하는 일을 할 수 없게 된다.

감각운동계의 올바른 기능이 근원적으로 중요하다는 사실을 알게 되면 다음과 같은 결론에 이르게 된다.

"감각운동계에 이상이 생기면
우리의 삶도 근원적인 부분에서 문제가 발생한다."

만약 감각운동계의 기능을 저하시키는 사건을 겪게 되면 우리는 자신의 신체와 행동을 효율적으로 통제할 수 없을 것이다. 움직임을 통제하는 기능이 떨어져 무뎌지면 행동은 제한되고 비효율적으로 변하게 되며 피드백시스템은 혼란에 빠지고 부정확해질 것이다. 감각운동기능이 하나의 시스템 안에서 통합되어 있기 때문에 어느 한쪽에 문제가 생기면 자동적으로 다른 쪽에도 안 좋은 영향을 미치게 된다. 세상의 정보를 받아들이고 자신을 느끼는 방식에 장애가 발생하면 결과적으로 이 세상 안에서 이루어지는 우리의 행동과 신체기능에도 영향이 간다.

감각운동계의 기능장애는 심각한 문제다. 이 문제가 발생하면 우리 삶 전체에 심각한 왜곡이 일어난다. 수천 년 동안 이것은 노화에 따른 문제와 연결되어 피할 수도 없고 되돌릴 수도 없는 일이라 여겨왔다. 하지만 노화는 예방할 수 있고 되돌릴 수도 있다는 사실을 알게 될 것이다.

제임스(32세): 나이트메어 요통
The Nightmare Back

허리의 만성통증은 미국인에게 '애플파이'와도 같은 것이다. 일상적이고 당연한 일이라 통증이 발생해도 별로 놀라지도 않는다. 의사들이 요통증후군이라 부르는 현상은 영국의 로스트비프roast beef, 프랑스의 브리치즈Brie, 독일의 맥주, 일본의 사케, 그리고 호주의 베지마이트잼Vegemite과 같이, 많은 사람들이 일상적으로 먹는 음식처럼 흔하게 일어나고 있다. 만성요통은 산업화된 국가에서 살아가는 이들이 지닌 고질적인 문제다. 이러한 국가의 45세 이상 성인 전체 인구 4분의 3 정도가 이 문제로 고통을 받는다는 조사결과도 있다. 영국 의사 프레드발로우Wilfred Barlow의 말을 빌자면 잉글랜드 성인 과반수가 심각한 요통과 좌골신경통으로 고통받는다고 한다.[1]

만성요통은 현대를 살아가는 직장인들에게 흔하게 나타나는 증상이다. 변화하는 환경이 주는 스트레스와 요통 사이엔 직접적인 연관성이 있다. 직장인들이 일상 업무 할당량을 완수하고, 마감을 지키고, 목표를 달성하기 위해 하는 일 자체가 만성요통의 발생 빈도를 높인다. 육체적인 노동을 하지 않아도 몸이 손상될 수 있다는 사실을 염두에 두어야 하는 것이다.

방송국 기술자로 일하는 제임스의 요통도 역시 이런 사례에 속한다. 10년 이상 방송일을 해 온 제임스의 허리에 찌르는 듯한 통증이 발생한 것은 20대부터였다. 당시의 통증은 금방 사라지곤 했다. 20대 후반에 이 증상은 조금 더 자주 발생했는데, 잠자리에서 일어나면서부터 항상 비슷한 형태의 통증이 생겼다가 아침에 분주하게 움직일 때까지 지속되었다.

　　30대 초반에 이르자 제임스의 아침 통증은 만성화되었고, 요통은 늦은 오후까지 증가했다. 그의 통증은 허리의 움푹 들어간 곳뿐만 아니라 골반 뒤쪽으로 이어진 부위에서도 자주 느껴졌다. 점차 먼 거리를 이동하기가 힘들어졌고, 보폭은 짧아졌으며, 쉽게 피로감을 느끼게 되었다.

만성요통은 제임스의 일에도 영향을 주었다. 작업실에서 몸을 앞으로 기울여 제어판을 조작하는 능력이 제한되고 작업 속도는 느려졌다. 토요일에 정원 손질을 하면 일요일은 거의 기어 다닐 정도였다. 잔디를 깎거나 삽으로 정원을 손보다가 갑자기 허리가 놀라게 되면 매번 강렬한 통증 때문에 꼼짝도 못하고 일주일 내내 침대에서 누워 지내야만 했다.

요통은 제임스에게 악몽이었다. 이 문제만 아니면 그는 정말 건강했으며, 꽤 활동적인 성향을 지닌 건강한 남성이다. 사실 제임스는 규칙적으로 조깅하는 것을 좋아한다. 갑자기 몸이 제동을 거는 순간을 제외하면 그는 32세의 나이보다 젊어 보이고, 제임스 역시 자신이 젊다고 느낀다. 하지만 만성요통은 모든 즐거움을 앗아가 버렸고, 아무것도 도움되는 것이 없어 보였다. 쉬면서 진통제를 복용하면 통증이 사라졌다가 며칠 후 다시 나타났다. 최선의 치료는 일주일에 한 번씩 카이로프랙터에게 찾아가 교정을 받는 거였다. 이 치료법은 일시적으로 통증을 완화시켜주었지만 하루나 이틀이 고작이었다.

제임스의 담당의사는 엑스레이를 보고 나서 그의 추간판이 약해져 앞으로 밀려나오면서 요추 뒤쪽이 좁아지는 '디스크퇴행'이라 진단했다. 의사는 제임스에게 엑스레이를 보여주었다. 엑스레이 사진에는 제임스의 허리가 뒤로 휘어 있었고 요추마디도 뒤로 기울어진 모습이 나타나 있었다. 기울어진 요추로 인해 눌린 추간판이 밖으로 밀려나오는 것처럼 보였다. 의사는 디스크가 더 약해지면 디스크탈출과 파열이 생기게 되어 수술만이 대안이라고 말했다. 밀려나간 디스크를 제거하거나 아래쪽 척추와 붙이는 수술을 해야 한다고 했다. 의사는 100퍼센트 회복을 장담하지도 못했다. 단지 수술을 받으면 마비 증상을 피할 수 있을 거라고만 했다.

내가 제임스를 만났을 때 그는 절망에 빠져있었다. 하지만 우리의 만남 이후 2주가 지나자 그는 더 이상 통증에 시달리지 않게 되었다. 단지 허리와 몸통에 약간의 근육경직이 있긴 했지만 바로 사라졌다. 6주가 지나자 5년 만에 다시 조깅을 시작할 수 있게 되었다.

제임스의 척추에는 왜 문제가 일어났던 걸까? 정말 스트레스를 주는 업무로 디스크가 녹고, 뼈가 무너진 것일까? 전혀 그렇지 않다. 척추 양 옆을 따라서 천골 상부까지 이어지는 척추주변근이 스트레스를 지속적으로 받게 되니, 여기에 계속해서 긴장이 쌓이게 된 것이다. 이것이 바로 제임스 허리에 만성적인 경직과 통증이 발생하게 된 원인이었다.

제임스가 찾아와 자신의 문제를 내게 말해주었을 때, 나는 그를 단순히 '촉진'하고, '관찰' 했다. 촉진이란 환자의 몸을 느끼는 기술이다. 이것은 의료 영역에서 거의 잊혀진 기법이다. 왜 엑스레이로는 환자의 상태를 제대로 이해하기 힘든 걸까? 엑스레이로는 연부조직인 근육의 상태를 알 수 없기 때문이다. 제임스의 척추주변근을 촉진해보니 부드럽지 않고 전선줄처럼 딱딱하게 긴장되어 있음을 느낄 수 있었다. 그리고 측면에서 자세히 관찰해보니, 그의 허리가 뒤로 휘어 있음을 알 수 있었다.

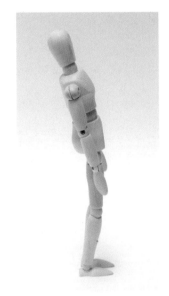

그림4. 제임스의 자세

　　뒤로 굽은 척추는 의사가 엑스레이 사진에서 본 것과 정확히 일치했다. 허리가 휘면서 요추가 활처럼 강하게 전만되어 있었던 것이다. 활에 화살을 메겨 당기면 휘는 것과 같은 이치이다. 제임스의 허리 근육이 딱딱한 가죽처럼 굳어 있었지만 의사들은 엑스레이만으로 이 사실을 알 수 없었다. 그의 척추주변근은 아마도 하루의 절반 정도를 만성적 수축 상태에서 가죽처럼 딱딱해져 있었을 것이다. 연구에 의하면 과도하게 수축된 긴장성근육은 자는 동안에도 그 긴장이 풀리지 않는다고 한다.[2] 그러므로 이 연구와 동일한 문제를 지닌 제임스 같은 사람들이 아침에 일어났을 때 통증을 호소하는 것은 당연한 일이다.

과긴장된 부척추근에 의해 발생하는 허리 부위의 엄청난 장력으로 인해 제임스의 척추는 점점 뒤로 휘게 되었다. 이로 인해 허리 부위에 압력이 가해져 디스크를 점점 앞으로 밀어낸 것이다. 엑스레이 사진은 지지력이 부족한 척추 마디가 붕괴되고 있다는 착각을 일으킨다.(그림 5a) 하지만 이 현상은 단지 척추 마디에 쌓인 구조적인 문제가 아니라 스트레스를 받은 뇌가 근골격계를 통제함으로써 일어나는 문제라는 점을 알아야 한다. 따라서 엑스레이에 나타난 것과는 매우 다른 결론을 내릴 수 있다. 즉, 스트레스 상황에서 만성적으로 긴장된 근육의 영향으로 척추가 활처럼 휘게 된 것이다.(그림 5b) 제임스가 지닌 요통은 감각운동기억상실증 때문에 일어난 것이다. 이 문제의 원인은 뇌까지 거슬러 올라간다.

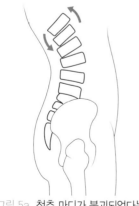

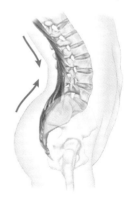

그림 5a. 척추 마디가 붕괴되었다는 착각을 주는 엑스레이 사진

그림 5b. 허리 근육 긴장으로 활처럼 휜 척추

제임스는 뇌를 지닌 인간이다. 단지 중추신경계 기능이 약간 왜곡되었을 뿐이다. 이 사실을 받아들이게 되면 그에게 필요한 것이 무엇인지 결정할 수 있게 된다. 하지만 그를 단지 척추 구조가 붕괴된 기계인형으로만 바라보면 절망적인 상황에 처하게 된다. 제임스의 담당의사가 처방했던 수술은 망가진 인형을 다시 조립하는 것과 같다.

내가 우선적으로 취했던 접근법은 제임스를 인격체로 대하는 것이었다. 나는 제임스에게 과긴장된 허리 근육을 느끼고 통제하는 법을 가르쳤다. 그를 푹신한 테이블 위에 눕히고 습관적인 긴장반응으로 자신을 보호하려는 몸을 이완시킨 후, 그가 자신의 골반과 허리 주변의 근육 움직임을 느낄 수 있도록 도왔다. 제임스는 조금씩 자기 몸의 움직임을 스스로 감지할 수 있게 되었으며, 몇 년 만에 처음으로 허리 주변의 근육을 인지할 수 있게 되었다. "허리에 뭐가 있는지 느낄 수 있게 되었어요. 예전에는 통증 외에는 아무것도 느낄 수 없었거든요."

제임스의 뇌로 전달되는 감각 피드백이 명료해지자 나는 그에게 감지되는 근육을 이용해 허리를 조금씩 움직여보라고 했다. 제임스는 점차 척추 전체를 움직일 수 있게 되었다. 이전까지는 자동적으로 긴장되기만 했던 근육을 이제는 제대로 느끼며 부드럽게 수축할 수 있게 된 것이다. 척추주변근이 점차적으로 부드럽게 이완되자 과도한 허리의 전만이 감소하게 되었다. 나는 제임스가 손으로 자신의 허리 근육을 만져보게 했다. 그는 근육이 부드러워졌다는 것을 손으로 직접 느끼게 되었다. 이것은 손의 감각을 통해 자신의 몸의 변화를 뇌에 더하는 일이다.

제임스의 감각운동능력이 되살아나자 나는 그에게 잠자리에 들기 전, 그리고 아침에 일어난 직후에 할 수 있는 기본적인 '소마운동'을 가르쳤다. 이쯤 되자 그의 뇌는 긴장을 주는 파동이 느려지고 새로운 배움에 훨씬 더 열린 상태가 되었다.[3]

제임스는 자신의 근육을 느끼고 통제하는 소마운동을 일주일간 하고 나서 두 번째 약속 시간에 웃으며 나타났다. 나는 그의 감각운동기억상실증이 조금씩 줄어들고 있음을 알 수 있었다. 급성통증은 거의 사라졌으며 움직임은 쉬워지고 자신감에 차 있었다. 그는 테이블 위에서 척추와 몸통 움직임 연습을 한 다음 좀 더 적극적인 소마운동을 배우게 되었다. 이제 제임스는 자신의 '감각운동통제' 능력을 높이는 또 다른 한주를 시작하게 되었다.

다음에 그를 보았을 때는 약간 남아있던 통증마저 사라져 있었다. 그는 더 이상 통증에 대해 이야기를 하지 않았고 대신 몸통을 좀 더 유연하게 움직일 수 있는 방법을 알려 달라고 했다. 이러한 태도는 그의 건강이 새로운 차원으로 진입했다는 사실을 알려주는 지표다. 더 이상 통증을 없애는 일에 관심을 갖지 않고 유연성을 높이는 방법을 원한다는 것은 그가 이제 감각운동통제 상태에 도달했음을 의미한다. 이것은 내가 고객을 잃게 된다는 뜻이다. 하지만 나는 제임스의 성취를 축하해주었다. 이 세 번째 세션에서 우리는 체간 근육을 조금 더 통제하는 방법을 탐구했다. 나는 어깨와 다리 관절의 움직임을 자유롭게 만드는 법과 몸통, 팔, 다리를 조정하는 복잡한 움직임패턴movement pattern을 알려주었다. 그리고 나의 고객과 작별을 고했다.

몇 년 후 제임스를 다시 만났을 때 나는 그의 상태를 물어보았다. 그는 지금까지 아무런 문제가 없었고 소마운동도 아침마다 한다고 했다. 자신의 근육이 늘어나고 이완되어 있을 때의 즐거움을 스스로 상기시키지 않으면 몸이 근질거려서, 깨어나면 바로 '고양이 스트레칭'을 하고 출근한다고 했다. 그는 일주일에 두 번 정도는 새벽 조깅을 한다며 활짝 웃었다. 방송국에서 TV 프로그램을 만드는 일이 주는 스트레스는 여전하지만 그는 예전과 같은 사람이 아니었다. 제임스는 스트레스에 유연하게 반응하고 자신의 일을 즐길 수 있게 되었다. "당신이 옳았어요. 꿩 먹고 알 먹는 게 동시에 가능한 일이더군요."[i]

생각해보기:
만성 근육긴장

근육의 긴장을 일찍 진단하고 치료했다는 점에서 제임스는 운이 좋았다. 그는 심한 통증을 겨우 몇 년 밖에 겪지 않았다. 그가 조금 더 나이가 들어 찾아왔다면 치료하는 데 시간이 더 오래 걸렸을 것이다. 하지만 제임스가 내게 찾아 왔을 때, 그는 겨우 20년에서 30년 정도의 통증 병력이 있었을 뿐이다. 나는 40대 이상의 나이에 몸 여기저기에 만성통증을 지니고 있는 다양한 환자들을 만나보았다. 그들은 대부

---

i 원문은 "You can have your cake and eat it, too."이다. 서양 속담에 "케익을 먹으면서 동시에 가지고 있을 수는 없다(You can't have your cake and eat it, too)"는 표현이 있다. 두 가지 일을 동시에 할 수 없다는 것을 강조한 말인데, 여기서 제임스는 스트레스를 받는 업무를 하면서도 건강을 지킬 수 있다는 것을 표현하기 위해 이 속담을 변형해 표현했다.

분 만성 근육긴장을 지니고 있었다. 지속적인 통증과 만성 근육긴장은 대체로 함께 진행된다. 하지만 이러한 문제는 예방을 통해 다시 발생하지 않도록 할 수 있다.

근육은 한 가지 행동, 즉 '수축'하기 위해 디자인되었다. 근육의 길이가 짧아지는 것을 수축이라고 하는데, 수축은 근육이 중추신경계에서 오는 전기화학적 신호를 받아 일어나는 현상이다. 이 신호가 차단되면 수축도 멈추고 근육은 이완되어 원래 길이로 돌아간다. 근육이 이완되어 길이가 늘어나는 데는 에너지가 소모되지 않는다. 오직 수축할 때만 에너지가 필요하다. 근육은 의도를 가지고 수축_{수의적 수축, voluntary contraction}한 후 이완하게 되면 부드러워지는 속성을 지니고 있다. 이완된 근육에서는 활동전위가 사라진다. 최대한 수의적 수축을 하면 근섬유는 길이가 최소로 되고, 이후 수축을 풀고 이완하게 되면 원래 길이로 돌아간다.

많은 사람들이 자신의 등, 엉덩이, 어깨 근육을 단지 일상적인 활동에서만 사용한다. 그런데 대부분 평소의 움직임이 끝난 후 긴장된 근육을 원래 길이로 이완시키지는 않는다. 따라서 움직이는 동안 수축했던 근육의 에너지가 제로상태로 떨어지지 않고 10퍼센트(또는 20~40퍼센트) 정도 남는다. 이것이 쌓이면 아무리 노력해도 자신의 근육을 백 퍼센트 이완하지 못하게 되며, 결과적으로 긴장된 근육이 끊임없이 일을 하면서 몸의 에너지를 소비하게 만든다.

모든 근육은 톤_{tone}을 지니고 있다. 근육의 톤이란 자극에 반응하여 근육 길이를 늘어나게 하거나 수축하는 능력, 또는 자연적인 탄성력_{natural elasticity}을 지칭한다. 근육이 일을 하지 않는 휴지상태에서 그 톤은 제로다. 우리가 근육을 컨트롤해서 완전한 이완상태에 도달하게 되면 근육톤muscle tonicity도 제로가 된다. 근육의 수의적 통제력을 잃은 사람은 근육톤이 10에서 20, 심지어 40퍼센트까지 증가되어 있다. 이게 바로 만성 근긴장chronic muscular tension 상태다.

정상적인 근육톤이 깨져서 근육이 긴장 상태가 되어, 그 긴장이 10퍼센트면 근육에 항상 피로와 뻣뻣함이 남는다. 20퍼센트면 피로와 뻣뻣함은 더욱 증가하고 통증까지 생긴다. 40퍼센트에 이르면 피로와 뻣뻣함에 꽤 많은 통증이 더해진다. 만성적으로 근긴장이 높아진 사람들은 자신의 근육을 자유롭게 움직이지 못하기 때문에 마치 근육 자체에 힘이 없는 것처럼 느낀다. 의사들은 종종 이런 환자들에게 근육이 약화weakness되었다고 말하지만 사실은 그 반대다. 약해진 게 아니라 매우 강해진 것이다. 근육의 수축이 계속 일어나면서 과도하게 일을 하게 되니 피로를 느끼게 되는 것이다. 의도를 가지고 긴장된 근육을 수축해보면 딱딱함을 느끼게 되는데, 이것은 근육이 지속적으로 긴장하고 있다는 증거이다. 만성적으로 수축된 근육은 시동을 끌 수 없는 자동차와 같다. 이 자동차는 끊임없이 달리며 에너지를 연소시킨다.

높은 긴장을 지닌 근육에 항상 통증이 생기는 이유는 다음과 같다. 근육이 수축하는 데 사용되는 에너지를 만들어내는 글리코겐은 근육 내부에 쌓여서 타오르고 있는데, 이러한 글리코겐의 연소로 근수축이 발생한다. 이 과정에서 글리코겐은 젖산으로 변화된다. 글리코겐이 지속적으로 연소하면, 젖산은 끊임없이 쌓이게 된다. 젖산이 증가하면서 근육에 있는 감각세포를 자극하게 되는데, 젖산이 지속적으로 증가해 10퍼센트 정도에 이르면 근육이 피로를 느끼기에 충분한 상태가 된다.

40퍼센트가 쌓이면 혈액 순환만으로는 통증을 감지하는 신경 주변에 가득찬 산성 물질을 다 씻어낼 수 없게 된다. 이로 인해 근육은 항상 통증을 느끼게 된다.

보통 20대 후반부터 만성 근육통이 발생한다. 평소에는 이 통증을 전혀 느끼지 못하다가 갑자기 참기 힘들만큼 아파오기도 하는데, 통증의 강도는 자신이 얼마만큼 스트레스에 견딜 수 있느냐에 따라 달라진다. 나이가 들수록 사람들은 많은 스트레스와 외상을 경험한다. 그러다 노년기에 접어들면 대부분 근긴장 상태가 최대로 된다. 결국 몸의 움직임은 점점 뻣뻣해지고 자세는 틀어진다. 젖산이 끊임없이 쌓인 근육은 딱딱해지고 만성 통증이 발생하게 된다.

근육의 경직, 움직임의 제한, 피로감, 틀어진 자세 그리고 이로 인한 만성통증을 많은 사람들이 노화의 결과로 잘못 해석한다. 노화란 생리학적 퇴행, 만성피로, 근육약화를 가져와 '되돌릴 수 없는' 상태라고 가정하지만 이는 사실이 아니다. 노화는 이런 것들과 아무런 관련이 없다. 노화의 결과라고 오해하는 증상들은 단지 스트레스와 외상에 대한 생리학적인 몸의 반응 결과일 뿐이다. 스트레스와 외상으로 몸에 근긴장이 발생해 건강하지 못한 상태에 이르는 데에는 보통 수년이 걸린다. 하지만 10대 이전에 지속적인 외상을 받게 되면 똑같은 형태의 만성 근긴장이 젊은 나이에도 발생한다. 20대 또는 30대 청년들 중에도 70대 노인들과 똑같은 몸, 똑같이 과도한 근긴장 그리고 똑같은 통증과 피로를 호소하는 사람들이 많다. 이들은 대부분 어린 시절 질병에 걸려 수술을 받았거나, 또는 비극적인 가족사 때문에 괴로워했거나, 전쟁과 같은 사회정치적 위험 상황에 노출된 적이 있었다.
근긴장은 보통 나이가 들어서 나타난다. 근긴장이 나이와 밀접한 관련이 있는 것은 사실이지만 나이가 든 것과 노화aging는 다르다. 스트레스와 외상 등이 쌓인 결과 근긴장이 발생한 것이다. 인간은 나이를 먹을수록 스트레스나 외상과 같은 사건들을 많이 경험하게 된다. 이로 인한 근긴장 또한 많이 쌓인다. 어떤 사람들은 어린 나이에 스트레스와 외상을 강하게 받아 노화와 관련된 증상들이 이른 시기에 나타나기도 한다. 어떤 이는 다행스럽게도 스트레스와 외상을 잘 피해간다. 이런 사람들은 70대에도 20대와 같은 활기찬 삶을 영위하곤 한다. 나는 많은 사람들이 감각운동기억상실증에 대해 이해하고 나이가 들어서도 활기차게 생활할 수 있게 되기를 희망한다.

인체에는 대략 800개의 근육이 있으며 이 모든 근육들에는 감각세포가 들어있다. 근육에서부터 뇌로 전달되는 감각정보에 의해 인간의 웰빙이 결정된다는 사실은 감사할 일이다.

근육긴장이 높아 몸에 불편함을 느낄 때, 사람들은 체념한 어조로 "아, 몸이 늙은 것 같아!" 라고 말한다. 내게 찾아와 소마운동을 배운 수백 명의 고객들도 처음에는 자신의 뻣뻣한 몸을 바꿀 수 없을 거라 생각했다. 하지만 스트레스에 대한 근육의 긴장 반응은 극복할 수 있다. '젊은' 몸을 갖는 것은 나이와 상관없이 정말로 가능하다. 좀 더 정확하게 표현하면, 젊음이란 근수축에 따른 몸의 긴장과 에너지 손실은 적으며, 편안한 상태에서 신체를 통제하는 삶을 즐기는 상태를 의미한다. 우리가 인생을 살아가면서 습득해야 할 가장 기본적인 능력은 자기 자신에 대한 통제력을 높이는 것이다. 삶이 주는 스트레스와 외상을 흘려 보내고, 물결 위에 떠다니는 코르크 마개처럼 자유롭게 소요하는 법을 배워야 한다.

• 감각운동기억상실증

루이스(56세) : 동결견
The Frozen Shoulder

내가 루이스를 만났을 때, 그녀는 동결견frozen shoulder에 걸려 있었다. 2년 전 바닥에 넘어져 오른쪽 상완골 윗부분에 골절상을 입었는데, 외과의사가 핀을 박아 부러진 뼈를 이어주었다. 골절 부위가 붙은 후 핀은 제거했다. 어깨는 치료되었고 구조적인 부분은 정상으로 돌아왔다. 하지만 어깨 관절의 움직임은 원래대로 되돌아오지 않았다. 물리치료를 받은 후 관절의 뻣뻣함이 줄어들기는 했지만 그 효과는 미미했다. 루이스는 오른팔을 어깨 높이보다 높게 들어 올리거나, 뒤로 돌려 등에 닿게 할 수 없게 되었다. 앞쪽으로는 움직일 수 있었지만 어깨 관절 앞부분에 만성통증이 생겨 이조차도 어려워졌다. 50대 중반이 되자 루이스는 자신의 어깨를 회복시키기로 마음먹었다. "이 문제를 극복하고야 말겠어."

루이스의 이야기를 들은 후 나는 그녀를 똑바로 세웠다. 바니와 제임스에게 했던 것처럼, 그녀의 서 있는 자세를 관찰하고 근육을 촉진했다. 앞에서 보니 루이스는 오른쪽 어깨가 왼쪽보다 낮았다. 마치 오른손이 아래로 '끌려 내려간' 것처럼 보였다. 오른손가락 끝이 왼손보다 2cm 정도 내려와 있었다. 그녀는 "팔 무게가 20kg은 나가는 것 같아요." 라고 말했다. 내 앞에 선 그녀는 실의에 빠져 한 쪽으로 몸이 기우뚱해진 것처럼 보였다.

광배근넓은등근을 만져보고 나서 바로, 나는 왜 그녀가 팔을 무겁게 느끼는지 알 수 있었다. 광배근의 긴장이 무게감을 만드는 원인이었다. 이 근육은 상완골위팔뼈 위쪽에 붙어있는데, 견갑골 하단을 지나 등으로 넓게 퍼져 나간 후 허리와 골반에 달라붙는다. 광배근이 끊임없이 팔을 아래로 당기고 있어서 그 힘 때문에 그녀는 어깨 높이보다 위로 손을 뻗을 수 없었다. 운전이나 식사를 하려고 팔을 앞으로 뻗는 단순한 동작에도 엄청난 긴장이 발생했다. 결론적으로 어깨 주변 근육에 과도한 긴장이 생겨 만성통증으로 발전하게 된 것이다. 딱딱하게 '얼어버린' 광배근을 그녀는 통제할 수 없는 상태였다.

대흉근큰가슴근도 강하게 불수의적으로 긴장되어 딱딱해져 있었다. 대흉근은 광배근처럼 상완골 윗부분에 부착되어 있는 근육이다. 대흉근 섬유는 가슴 앞쪽을 넓게 덮고 있는데 쇄골빗장뼈과 흉골복장뼈, 늑골갈비뼈에 달라붙는데, 늑골 5번 때로는 늑골 6번까지 내려온다. 가슴에서 치골까지 연결해주는 루이스의 복부 근육도 만성 긴장으로 딱딱해져 몸을 아래로 당기고 있었다. 가슴과 복부 근육이 앞쪽·아래쪽으로 당기는 힘과 광배근이 뒤쪽·아래쪽으로 당기는 힘이 끊임없이 대결하며 그녀의 팔을 당기고 있었다. 그래서 그녀의 팔은 '동결' 상태가 된 것이다. 루이스는 마치 날개가 꺾인 새처럼 보였다.

50대라는 자신의 나이 때문에 그녀는 팔 문제가 쉽게 낫지는 않을 거라 여겼다. 의사는 골절된 관절 주위에 유착이 생겨 동결견이 되었으니 수술을 받으면 유착은 제거될 거라고 했다. 하지만 그녀는 핀을 박은 후 제거하는 수술을 두 번 받고 나서 더 이상의 수술을 거부했다. 자신이 생각해도 이런 치료가 문제 해결에 별 도움이 되지 않을 것 같았다.

　　루이스의 결정은 옳았다. 그녀의 동결견오십견은 수술로 나아질 수 있는 것이 아니었다. 왜냐면 그녀의 문제는 움직임을 방해하는 '유착'이나 어깨뼈 자체의 구조적 문제라기보다는 뇌의 특정 부위가 의식적으로 움직임을 통제하지 못해서 일어난 일이다. 다시 말해 뇌에서 나오는 신호가 끊임없이 근육을 긴장하게 만든 것이 원인이었다.

구조와 기능은 인간 몸을 이해하는 근원적인 두 가지 관점이다. 만일 구조적인 부분이 문제의 원인이라면 수술과 약물로 치료하면 된다. 하지만 몸을 통제하는 능력이 문제의 원인이면 그 기능을 되살리는 치료를 해야 한다.

　　루이스는 문제가 되는 근육을 효율적으로 움직이는 법을 다시 배워야만 했다. 나는 경험적으로 동결견을 만든 원인이 무엇인지 알 수 있었다. 그녀는 자신의 팔이 무겁고 매우 아프다는 것만 감지할 수 있었다. 하지만 근육이 어떻게 움직이는지는 알지 못했고 이완시킬 수도 없었다. 의사가 말한 대로, 통제할 수 없는 구조적인 문제가 자신의 움직임을 차단하고 있다고, 그녀는 믿고 있었다.

나는 '얼어버린' 루이스의 근육을 통제할 수 있도록 해주었다. 자신의 중추신경계에서 내려오는 신호로 인해 근수축이 일어나고 있다는 사실을 알게 해준 것이다.

나는 먼저 루이스의 머리 밑에 베개를 넣고 오른팔이 위로 올라오도록 테이블에 옆으로 눕혔다. 그런 다음 한 손을 그녀의 광배근이 시작하는 허리 뒤쪽에, 다른 손은 그녀의 오른팔 위에 올려놓았다. 그러고 나서 광배근이 허리와 팔을 어떻게 연결해주고 있는지 그녀가 알 수 있도록 올려놓은 손을 좌우로 움직였다. 점차 그녀는 허리와 팔의 움직임이 직접적으로 연관되어 있다는 사실을 인지할 수 있게 되었다. 이때쯤 난 그녀에게 어깨가 좀 더 '얼어버린' 것처럼 느껴지도록 광배근을 최대한 수축해보라고 했다. 루이스가 자신의 골반을 아래로 움직여 광배근을 강하게 당기는 동안 나는 그녀의 오른팔을 앞쪽으로 쭉 잡아당겨 근긴장이 더해지도록 유도했다. 이 작업은 그녀의 팔을 '얼어버린' 상태로 만든 근육의 움직임을 더욱 명확히 인식할 수 있도록 해서 감각피드백을 시켜주는 것이 목적이다.

루이스는 자신이 의도하는 대로 팔의 '동결된 근육들'을 반복적으로 수축하고 이완하며, 심지어는 더 강한 긴장 상태로도 만들 수도 있게 되었다. 이러한 움직임을 계속해서 반복하면 점차 익숙해져 스스로 움직임을 통제하는 능력이 좋아진다. 통제력이 좋아질수록 움직임은 나아졌다. 얼마 지나지 않아 그녀는 뻣뻣했던 근육을 성공적으로 이완시킬 수 있었고 2년 만에 처음으로 팔을 자유롭게 움직일 수 있게 되었다.

루이스는 기뻐서 어쩔 줄 몰라 했다. 그리고 놀라워했다. '변형의 마술'에 심지어 눈물까지 흘리기 시작했다. 이 기쁨의 눈물은 루이스가 자신의 몸에 대한 통제를 되찾았다는 사실을 자각한 것에서 비롯되었다. 마술을 부린 이는 내가 아니다. 루

• 감각운동기억상실증

이스가 자신의 내부에서 발생한 성취의 결과였다. 그녀는 자유로운 움직임과 그것을 통제하는 능력을 되찾음으로써 온 몸이 활짝 열린 것 같은 경험을 하게 되었다.

루이스의 어깨 주변에 있는 다른 근육들에도 비슷한 작업을 했다. 그녀는 자신의 움직임을 느끼면서 동시에 명확하게 통제할 수 있을 때까지 연습했다. 나는 그녀에게 새롭게 되찾은 감각운동 통제력을 유지하고 높일 수 있는 소마운동을 알려주고, 저녁에 자기 전과 아침에 일어나서 연습하라고 했다. 2주 후 세 번째 세션에서 그녀는 자신의 오른팔을 수직으로 들어 올려 귀를 만질 수 있게 되었다.

그때부터 지금까지 루이스는 줄곧 편안하고 활기찬 상태를 유지하고 있다. 동결견은 재발하지 않았다. 낙담에 빠져 한물간 것만 같았던 예전의 안 좋은 느낌도 없다. 그녀는 자신이 50대라는 사실을 잊어버리고 마치 젊은 사람처럼 생활하기 시작했다. 자기 안에 노화를 극복할 수 있는 잠재력이 있다는 사실을 발견한 경험으로, 그녀는 다시 한 번 활기차고 자신감 있는 삶을 살 수 있게 되었다.

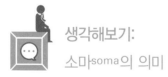

생각해보기:
소마soma의 의미

인간을 바라보는 두 가지 관점이 있다. 하나는 '밖에서 안으로' 보는 것이고, 다른 하나는 '안에서 밖으로' 보는 것이다. '밖에서 안으로' 보는 관점은 생리학자나 의사들이 주로 쓰는 것으로 인간을 '안에서 밖으로' 보는 관점과는 사뭇 다르다.

밖에서는 인간의 외형과 크기를 볼 수 있다. 이것은 바디body를 보는 것이다. 이 관점은 외형과 크기를 지닌 밀랍인형의 겉 표면을 보는 것과 같다. 하지만 인간을 내부에서 보는 관점은 이와는 매우 다르다. 느낌과 움직임, 의도를 지닌 인간이라는 존재를 전체적으로 보는 것이다. '밖에서 안으로' 보는 관점을 3자 관점third-person view이라 한다. 이것은 '그' '그녀' '그것'을 보는 관점이다. '안에서 밖으로' 보는 관점을 1자 관점first-person view이라 한다. 이 관점은 나 자신I myself을 스스로 인식하는 것으로 인간에게만 있다.

생리학자들이 보는 것은 언제나 바디다. 그들은 외부에서 3자의 관점으로만 인체를 본다. 반면, 소마란 개인이 내부에서 1자의 관점으로 인지한 몸을 말한다.

소마는 역사학자인 헤시오도스Hesiod 때부터 사용된 그리스어로 살아있는 몸living body이라는 의미를 지닌다. 살아있고, 스스로를 느끼며, 내면에 대해 인지할 수 있는 몸과 관련된 소마 관점은, 밀랍인형이나 시체를 보는 것과 같이 3자가 객관적으로 밖에서 몸을 보는 바디 관점과는 전혀 다르다.

1자 관점과 3자 관점을 모두 포괄하여 인간을 보려는 시도는 아직까지 성공하지 못했다. 생리학자들이 인간을 바라보는 관점은 실망스러울 정도다. 인간을 단지 3자 관점에서 외형만 바라보는 것은 꼭두각시나 마네킹을 보는 것과 다르지 않다. 이런 관점은 화학약품과 수술 같은 외적인 도구만으로도 인간을 변화시킬 수 있다는 생각을 낳는다.

이 관점은 인간을 단편적으로 본다. 따라서 불완전하다. 라틴어로 프리마 파시prima facie, 즉 '일단 겉으로 볼 때는 진실인 것 같지만 나중에는 거짓으로 드러날 수밖에 없는' 관점이다.

'과학적인 의학'은 인체를 3자 관점에서 객관적으로 바라보는 초석을 다져왔다. 하지만 그렇기 때문에 인간의 건강이라는 측면에서 기만적이고 불완전한 접근법이라고 할 수 있다. 과학적인 방법론으로 무장한 의학은 인간 존재의 근본적인 진실을 외면했다. 뿐만 아니라 인간의 건강을 증진시킨다는 명분으로 그 비효율성을 지속적으로 덮어왔다. 과학에 기반을 둔 의학은 인간을 바라보는 관점에 있어 근본적으로 불완전하다. 당연히 의학을 통해 인간 존재를 돕는 일 또한 불완전하다.

인간은 주체subject이면서도 객체object인 독특한 존재이다. 인간은 스스로 느끼고, 스스로 움직이는 주체이면서, 동시에 외부에서 관찰하고 통제할 수 있는 객체이다.
당신에게 있어서, 당신은 하나의 '소마'다. 다른 사람에게 있어서, 당신은 '바디'다. 오직 당신만이 자신을 '소마'로 인식한다. 아무도 당신을 '소마'로 인식하지 않는다. 당신을 제외한 모든 사람은 당신을 '바디'로만 본다. 당신이 자신의 모습을 거울에서 볼 때에도 그 보이는 모습은 '바디'다. 거울에는 다른 사람에게 보이는 당신의 외적인 모습, 즉 3자 관점의 당신이 보인다. 오직 당신만이 '자신'을 볼 수 있는 특권을 지녔다.

과학이 인간에게 저지른 재앙은 갱들이 단체로 쳐들어가 한 개인을 묵사발 낸 것에 비유할 수 있다. 오직 '한 개인'만이 자신을 1자의 관점에서 '소마'로 볼 수 있다.

하지만 수백만 명의 사람들이 한 개인을 3자의 관점에서 '바디'로 본다. 결과적으로 이러한 수백만 명의 사람들이 한데 모여 한 개인을 객관적인 '바디' 관점에서 관찰하고, 측정하고, 체계적으로 분석한다. 이것이 바로 우리가 과학이라는 이름으로 아무렇지도 않게 저지르는 일들이다.

하지만 겉으로 보기에 쉽고, 명백한 과학이 모든 면에서 진실은 아니다. 또한 과학적인 것이 반드시 효율적인 것도 아니다. 물리학과 화학에서 이야기 하는 힘의 법칙이 원자에서 행성에 이르기까지 모든 물체에 적용되며, 따라서 인간에게도 이 힘이 똑같이 적용된다는 과학적 연구 성과는, 수백만 명의 사람들이 알고 있는 객관적인 사실이다. 하지만 수백만 명의 사람들이 인간을 단지 3자의 관점에서 객관적인 '바디'로만 보고, 1자의 관점에서 바라보는 주관적인 '소마'가 동시에 존재한다는 사실을 이해하지 못한다면, 그들은 단지 맹목적이며 위험한 관점의 소유자들이라고 할 수 있다. 맹목적인 이유는 객관적인 과학이 인간을 전체적으로 보지 않고 오히려 단편적으로만 봐와서, 그 합리성에 익숙해진 사람들이 바디 관점을 신봉하고 소마 관점을 무시하고 있기 때문이다. 위험한 이유는 그들의 관찰과 예측, 그리고 인체에 접근하는 실질적인 방법론들이 잘못되고 불완전한 인간 이해에 기반하고 있기 때문이다.

주류 생리학과 의학에서는 노화가 실제로는 오해 때문에 생긴 관념이라는 사실을 인식하지 못하고 있다. 그 이유는 인간이 스스로 인지하고, 스스로 느끼고, 스스로 움직이는 존재라는 근원적인 사실을 알아채지 못했기 때문이다. 인간은 자신의 모습에 책임을 지는 소마 관점을 지닌 존재이다. 외부에서 오는 물리학적이고 생물학적인 힘에 손상을 당할 수 있는 바디를 지닌 존재bodily being일 뿐만 아니라, 동시에 스스로를 변화시킬 수 있는 소마를 지닌 존재somatic being이기도 하다. 우리는 자신의 내부에서 일어나는 움직임을 인지하고 그것을 통제하는 법을 증진시킬 수 있는 생명체이다.

이것이 바로 이 책의 핵심적인 테마이다. 나이가 들어가면서 인간에게 어떤 일이 일어나는지 정확히 알고 싶다면 주관적인 소마 관점을 객관적인 바디 관점에 접목시켜야만 한다. 소마 관점을 생리학과 의학에 접목시킴으로써 우리는 노화로 착각하고 있던 문제들을 해결할 수 있는 가능성이 커질 것이다. 또한 인간을 괴롭히는 주된 건강 문제들 중 많은 부분을 극복할 수 있을 것이다.

지금 생물학과 의학이 불필요하다는 말을 하려는 것이 아니다. 오히려 인간을 객관적으로 이해하려는 과학적 시도는 인류에게 엄청난 기여를 해왔다. 다만 이러한 시도가 불완전하고 불충분하다는 점을 말하고자 하는 것이다. 지금 내가 다루고 있는 소마틱스 분야에서 의학적 진단은 불완전하고, 치료는 불충분하다. 이 점은 너무나 명백하다.

소마 관점은 인간을 과학적으로 보는 관점을 보완해준다. 인간을 조금 더 전체적으로 이해할 수 있게 해주며, 신뢰성을 높여줄 것이다. 인간은 외적인 바디와 스스로를 인지하고 스스로의 모습에 책임을 지는 소마를 동시에 지니고 있다. 이 두 관점을 통합시킬 수 있다면 과학은 더 큰 권위를 확보하게 될 것이다. 오랫동안 그 불완전함 때문에 인간을 괴롭혔던 관점들을 온전하게 만들 수 있다면 인간은 진보의 신대륙으로 나아가게 될 것이다.

Chapter 4

할리(62세): 움츠러진 다리 [i]
The Retracted Landing Gear

부드럽고 일정한 보행은 인간이 지닌 핵심적인 기능이다. 사람은 두 발로 걷는다. 그런데 인간의 걸음걸이는 다른 동물들의 보행과는 다르다. 우리는 팔을 앞뒤로 자유롭게 움직이며 걷고, 동시에 팔과 반대쪽 다리가 앞으로 나간다. 이러한 보행 특성 때문에 몸통의 중간쯤인 흉추 7번과 8번 사이에서 비틀림이 발생한다. 그래서 걸을 때 이 지점을 중심으로 몸통의 위쪽과 아래쪽이 반대로 회전하게 된다. 것이다. [1]

---

[i] 원문은 'The Retracted Landing Gear'이다. 직역하면 '접힌 랜딩기어'가 된다. 랜딩기어란 항공기의 동체 아랫 부분에 나와 있는 바퀴를 말한다. 이 랜딩기어가 있기 때문에 비행기의 이착륙과 이동이 가능해진다. 인간에게 있어 랜딩기어는 두 다리에 해당된다. 저자는 소형트럭에서 떨어진 충격 때문에 움츠러진 할리의 왼다리를 '접힌 랜딩기어'에 비유했다. 의미를 살려 '움츠러진 다리'로 번역했다.

• 감각운동기억상실증

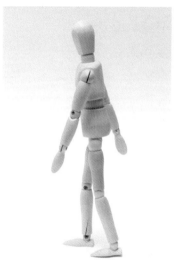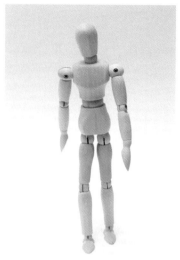

그림7a. 옆에서 본 정상 이족직립보행   그림7b. 앞에서 본 정상 이족직립보행

하지만 위 그림과 같이 부드럽고 상하 대칭적인 회전이 일어나려면, 수직으로 바른 자세에서 정상적인 이족직립보행이 이루어져야 한다.(그림7a, 7b) 만일 자세가 구부정하거나 한쪽으로 기울어져 있다면 대칭적이고 부드러운 움직임이 아닌, 느리고 뚝뚝 끊어지는 불규칙한 걸음걸이가 된다. 이런 보행은 비효율적이다. 그래서 사람을 피로하게 만들고 때론 통증을 유발시킨다.

할리는 매우 절뚝거리며 내 사무실 안으로 들어왔다. 그가 걸음을 내딛을 때마다 왼다리가 바깥쪽으로 휘어지면서 몸도 왼쪽으로 휘청거렸다. 이것을 제외하면 60대 나이에도 불구하고, 할리는 인생의 대부분을 집 밖에서 보내는 캘리포니아 목장 주인처럼 강인하고 활력 넘치는 모습이었다. 그는 일 년 전쯤에 소형트럭에서 떨어졌다. 그때 왼다리가 땅에 먼저 부딪혔다. 그 후 다리가 붓고 피부색도 바뀌었으며 몇 주간 절뚝거렸다. 다행히 엑스레이 검사에서는 무릎을 덮고 있는 관절낭에 아무런 손상이 없다는 결과가 나왔다.

인대와 건이 심한 충격을 받아 비틀린 상태였지만 완전히 망가진 것은 아니었다. 그런데 그는 통증과 부기가 사라진 후에도 자신이 여전히 뻣뻣하게 굽은 왼다리로 걷고 있다는 것을 알게 되었다. 걸을 때마다 몸무게가 왼발 쪽으로 가중되고 있었고 돌아다니는 것도 어려웠지만, 무엇보다도 아내와 포크댄스를 출 수 없게 된 것이 가장 큰 실망이었다.

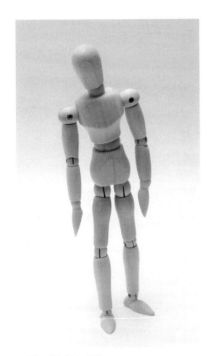

그림8. 할리의 자세

내가 검사한 할리의 무릎은 매우 자유로운 움직임을 보였다. 그의 다리를 잡고 펴보니 완벽하게 펴졌다. 무릎 내부에 특별한 장애나 뼈가 부딪치는 소리도 들리지 않았다. 무릎 관절을 옆에서 밀어봤는데 관절낭이 느슨해진 것도 아니었다. 서서 걸을 때 똑바로 펼 수 없다는 것을 제외하고는 매우 건강한 무릎이었다. 구조가 아니라 기능이 문제의 원인이었다.

바로 선 상태에서 할리의 몸은 왼쪽으로 강하게 기울어져 있었는데, 머리는 몸통의 움직임을 보상하기 위해 오른쪽으로 기울어져 있었다. 평소에 오른쪽 목이 아프냐고 물었더니 그렇다고 했다. 그의 체간 왼쪽에 있는 모든 근육들이 딱딱하게 굳어 있었는데, 특히 왼쪽 허리 근육이 심했다. 이렇게 긴장된 근육으로 인해 흉곽이 왼쪽 골반에 닿을 듯이 당겨져 있었다. 왼다리가 바닥에 떨어졌을 때 충격을 완화시키려고 움츠러들었던 근육들이 여전히 그 상태를 유지하고 있는 것처럼 보였다. 정확히 말하면, 다리가 바닥에 부딪칠 때 생긴 외상으로 인해 뇌가 자극을 받아 반사적으로 근육을 수축시켰는데 그 이후로도 계속 그 힘이 남아있었던 것이다. 오른쪽 뇌는 몸의 왼쪽을 지배한다. 그런데 왼다리에 받은 충격의 기록이 뇌와 다리에 그대로 남아 마치 시간을 정지시킨 것과 같은 현상이 일어난 것이다.

할리의 왼쪽 허리와 엉덩이 주변 근육은 딱딱해져서 다리를 정상적으로 움직일 수도, 똑바로 펼 수도 없게 만들고 있었다. 그의 왼쪽 골반과 다리는 굽어서 움츠러든 상태로 '동결'되어 있었다. 이는 마치 비행기의 랜딩기어가 반쯤 접혀 있는 것과 같았다.

의학 기술이 발달했지만 의료전문가들이 인체를 바라보는 시야는 오히려 협소해졌다. 할리의 담당의사는 그의 무릎에서 구조적 결함 만을 진찰했다. 실제 할리의 몸 왼쪽 전반에서 무슨 일이 일어나는가에 대한 큰 그림은 놓치게 된 것이다.

나는 할리가 그의 몸 왼쪽에서 딱딱해진 근육들을 다시 느낄 수 있도록 해주었다. 처음에는 긴장되었던 근육을 움직이지도 못했다. 그의 감각운동기억상실증 주범은 흉곽에서 골반을 이어주는 왼쪽 근육들이었다. 나는 할리의 왼쪽 허리가 위로 오도록 해서 테이블 위에 옆으로 눕히고, 그 상태에서 할리가 자신의 왼쪽 골반을 사용할 때 일어나는 움직임을 인위적으로 만들어 주었다. 얼마 후 그가 자신의 허리 근육 움직임을 느끼게 되자 혼자서 움직여보라고 했다. 이미 딱딱해져 있던 근육을 조금 더 강하게 의도적으로 수축해보라고 요청했던 것이다.

이 작업을 기능적인 관점에서 설명하자면 다음과 같다. 할리의 왼쪽 허리 근육은 뇌에서 전달되는 '불수의적'인 수축 신호를 끊임없이 받고 있다. 따라서 약 50% 정도는 늘 긴장 상태이다. 내가 그에게 80% 이상의 힘으로 강하게 수축하라고 요청한 것은 뇌의 '수의적'인 부분을 이용하라는 신호이다. 대뇌피질cerebral cortex의 수의적 통제 영역에서 전달되는 전기화학적 신호는 피하층subcortical portions에서 나오는 것보다 그 힘이 강하다. 전기화학적인 관점에서 다시 설명하면, 수의적 신호가 불수의적 신호를 제압하고 허리 근육에 대한 통제 권리를 주장하게 된다. 이러한 방식으로 할리는 수의적으로 자신의 허리 근육을 통제하는 법을 배우게 되었고 마법과 같은 일이 일어났다. 일 년 반 만에 처음으로 허리 근육들이 부드럽게 이완되기 시작한 것이다.

할리와 나는 이 작업을 익숙해질 때까지 계속 했다. 그가 익숙해질수록 근육을 수축하고 이완하는 능력뿐만 아니라 그 부위를 느끼는 능력까지 동시에 높아졌으며, 허리와 엉덩이 주변이 이완되어 정상 위치를 찾아갈수록 무릎을 똑바로 펴고 걸을 수 있게 되었다.

할리는 "내 왼쪽이 다시 깨어나는 것 같아요"라며 감탄했다. 사실 이건 그의 뇌가 깨어나는 것이다. 대뇌피질의 수의적 통제 영역이 깨어나 자신의 권리를 신체에 다시 요청하는 현상이다. '몸에 대한 인지'가 증가할수록 '감각 인지'가 높아지

고, 근육에 대한 감각 인지가 높아질수록 '수의적인 운동 통제력'이 차례로 개선된
다는 것은 신경학적으로 놀라운 사실이다. 이는 우리의 감각운동시스템이 피드백
루프로 이루어져 있기 때문에 가능한 일이다. 요약하자면, '느끼게 되면 움직일 수
있고, 잘 움직일수록 더 많이 느끼게 된다.' 이것이 바로 감각운동시스템의 법칙이
며, 소마틱스의 신경생리학적인 초석이다.

나는 한 명의 고객에게 세 번 이상 세션을 하지 않으려고 한다. 할리와 나도 두 번
더 본 게 전부였다. 첫 번째 세션에서 나는 할리가 자신의 허리 근육을 통제할 수
있게 해주었다. 두 번째 세션에서는 엉덩이 근육에 초점을 맞추었고, 세 번째 세션
에서는 발목, 고관절, 허리의 조정 능력을 높이는 데 집중했다. 세 번째 세션 이후
할리는 전혀 다리를 절뚝거리지 않았다. 부드럽고 대칭적인 걸음걸이로 바른 자세
를 유지하며 걸을 수 있게 된 것이다. 팔과 다리는 균형을 맞추어 자유롭게 움직였
으며, 무릎은 곧게 펴져 있었다. 할리는 그렇게도 좋아하던 주말 포크댄스를 아내
와 함께 다시 즐길 수 있게 되었다.

생각해보기:
뇌의 무의식 레벨

감각운동기억상실증SMA, Sensory-Motor Amnesia의 특징 중 가장 놀라운 사실은

우리가 근육을 수축하는 동안에도 그 수축 사실을 깊게 인지하지 못한다는 점이다. 자신이 능동적으로 움직이고 있으면서도 실제로 그 움직임을 제대로 모르고 있다는 사실을 알게 되면 사람들은 깜짝 놀라곤 한다.

나는 매일 고객들에게서 이 SMA를 보게 된다. 만성 어깨 통증을 지닌 어떤 환자가 나를 찾아왔던 적이 있다. 그녀를 푹신한 테이블 위에 눕히고 아픈 팔을 위로 들어 올린 후 다신 이완해보라고 했다. 그런 다음 내가 잡고 있던 그녀의 팔을 놓았는데도 그 팔은 여전히 들려 있었다. 그녀에게 "팔을 보세요. 뭔가 이상한 것이 보이나요?" 하고 물었다. 그녀는 이상한 것은 보이지 않는다고 했다. "그런데 왜 팔을 계속 들고 있죠?" 그녀는, "어! 팔을 들고 있는지 몰랐어요"하며 갑자기 팔을 떨어뜨렸다.

평소에 항상 목이 아팠던 사람이 나를 찾아왔던 적도 있다. 그를 침대에 눕히고 머리를 들어보라고 했다. 하지만 그는 뒷목 근육이 뻣뻣해서 고개를 들어 올릴 수 없었다. 난 다시 "제가 머리를 들어 올릴 수 있게 목 뒤쪽 근육을 이완해주세요"라고 요청했다. 그는 억지로 자신의 근육을 이완시켰다. 나는 그의 머리를 들어 올렸다가 다시 내려놓았다. 2초 후 다시 그의 머리를 들어보았는데 꼼짝도 하지 않았다. 그의 뒷목 근육이 또 다시 긴장되어 있었지만 그는 그 사실을 전혀 인지하지 못했다. 뭔가 조치를 취하지 않으면 그는 결코 자신의 목 상태를 인지하지 못할 것이다.

　매일 그는 자신의 뒷목 근육을 수축하고 있으면서도 그것을 알지 못했고 내게 찾아와 왜 자신의 목이 항상 아픈지 의아해 했다. 계속해서 수축하고 있는 근육 때문에 피곤하고 통증이 생기는데도 자신이 그렇게 하고 있다는 사실을 모르고 있었다.

• 감각운동기억상실증

내게 찾아오는 고객들은 자신이 아픈 이유를 다른 전문가들에게서 듣고 온다. 전문가들은 신경이 눌렸거나, 골극, 활액낭염, 관절염, 건염 등이 생겨서 발생하는 통증이라는 단순한 설명을 해준다. 현대의학 관점에서 보면 이러한 설명은 그럴듯하다. 그래서 신경이 눌린 곳 주변을 수술하거나, 골극이 생긴 뼈를 긁어내고, 다양한 약물을 주사해 통증을 완화시키는 치료가 합리적인 것처럼 보인다. 하지만 이러한 치료를 통해 통증을 제거하지 못한 환자들의 경우, 만성적으로 오래 진행된 질환이라 어쩔 수 없이 감내하며 사는 법을 배워야만 한다는 말을 듣는다.

근육 긴장이 오래 진행되면 통증이 발생한다. 운동선수들뿐만 아니라 입대 후 군장을 하고 수십 킬로미터 행군을 한 군인들도 이 사실을 모두 잘 알고 있다. 수의적 수축이든, 불수의적 수축이든 상관없이 수축이 오래 지속된 근육에서는 통증이 발생한다. 근육이 감각운동기억상실증에 걸리면 불수의적인 수축이 단 하루가 아니라 매일 일어난다. 이 수축은 모르는 사이 몇 주, 몇 달, 몇 년 또는 평생 계속될 수도 있다. 허리에서 발생하는 SMA는 20대 초반에 발생하여 다양한 강도로 일생 동안 지속되는 것이 일반적이다.

나는 고객들에게 이렇게 말하곤 한다. "이것 보세요. 근육 수축을 당신이 스스로 만들어 내고 있다는 것을 모르겠어요? 긴장된 근육을 이완하면 통증은 사라질 거예요!"

　일 년 내내 혹은 10여 년 간 계속 말해주었는데도 전혀 변화없이 절망의 나락에 떨어지는 사람들이 가끔 있다. 그들은 자신의 근수축을 느끼려고 하지 않는다. 단지 내 말을 귀로만 듣고 흘려버린다. 자신의 몸 안에서 그것을 스스로 느껴야만 하는데도 말이다.

감각과 운동 신호가 근육에서 척수를 거쳐 뇌로 전달되었다가 다시 돌아오는 '피드백 루프'에 대해서는 앞에서 이미 이야기한 바 있다. 이 루프는 근육에서 척수로 갔다 뇌를 거치지 않고 바로 돌아오는 짧은 것도 있다. 의사들이 나무망치로 슬개골 무릎뼈 하단을 가볍게 두드렸을 때 무릎이 펴지는 무릎반사knee-jerk reflex가 대표적인 것이다. 나무망치로 두드렸을 때 생기는 감각신호가 척수의 특정 영역을 거쳐 되돌아온 후 자동적으로 근수축을 일으킨다. 이 무릎반사를 척수반사spinal reflex 라고도 하며 뇌를 거쳤다 오는 것보다 그 반응 경로가 짧다.

SMA 상태가 되면 뇌의 수의적인 통제가 원래의 경로에서 벗어나게 된다. 다시 말해 수의적인 통제 회로가 왜곡되며 불수의적인 경로에 해당되는 반사 회로와 얽힌다. 근육 - 뇌 - 근육으로 이어지는 원래의 감각운동 피드백 루프가 있지만 신경 신호가 척수를 통해 뇌까지 제대로 전달되지 않고 바로 척수에서 되돌아온다. 신호 전달 경로가 짧아지는 것이다. 다시 말해 감각운동 신호전달 피드백이 수의적 통제 상태가 아닌, 뇌의 의식 레벨 아래에서 이루어지게 된다.

이것은 뇌의 진화를 살펴보면 쉽게 이해할 수 있다. 인간은 하나가 아니라 서로 협력해서 작동하는 세 개의 뇌를 가지고 있다. 각각의 뇌는 최초의 뇌가 가진 기능을 정교하게 보완하고 부족한 부분을 보충하면서 진화해 왔다. SMA는 이 세 개의 뇌가 조화를 이루지 못했을 때 발생한다.

폴 맥린Paul MacLean은 삼위일체뇌triune brain[2]라는 개념으로 뇌의 삼층 구조를 설명했다.[ii] 가장 먼저 생긴 뇌는 원시바다에 사는 민달팽이와 물고기로부터 진화했다. 이 층은 심장박동, 혈액순환, 호흡, 보행, 생식 등과 같이 생명유지에 필수적인 기능을 조절한다. 폴 맥린은 뇌의 삼층구조를 자동차에 비유해 첫 번째 층을 신경 섀시neural chassis라고 불렀다.[iii]

두 번째 층을 그는 섀시에 달린 바퀴에 비유한다. 이 부위는 중간층에 해당되며 첫 번째 층이 하는 핵심적인 기능을 다듬어 보충한다. 더 나은 움직임이 가능하도록 조율하고 공격과 방어 본능을 담당한다. 닭이 모이를 쪼아 먹는데도 서열이 있듯 자신의 세력권을 확보하고 집단 내에서 계층을 나누는 데 관여하는 영역이다. 이 영역이 진화하면 회피 행동을 통해 두려움을 보이는 것, 다른 동물을 공격하며 분노를 표현하는 것, 짝짓기를 유도하는 성욕을 나타내는 것과 같은 일련의 감정

[ii] 아래는 삼위일체뇌에 대한 위키피디아 사전의 설명을 재구성한 것이다.
"삼위일체뇌Triune Brain는 폴 맥린에 의해 제시되었으며, 진화적 관점에서 본 인간의 뇌구조를 설명하기 위한 모델이다. 이 모델에 따르면 인간의 뇌는 진화 과정에 따라 기본적인 신경계에서 R복합체, 변연계, 신피질로 안쪽에서부터 바깥쪽으로 층층이 쌓이며 발달해 왔다.
R복합체는 '파충류 뇌'라고 부른다. R은 파충류Reptile를 의미한다. 이 부분은 가장 먼저 발달하였다. 뇌간과 소뇌가 여기에 포함되며, 생존에 필요한 기본적인 기능을 담당한다. 변연계는 '오래된 포유류 뇌'로 알려져 있으며, 감정과 본능의 원천이다. 이 부분이 자극 받으면 특정한 생각과 감정이 발생한다고 알려져 있다. 편도, 시상하부와 해마로 이루어져 있다. 하지만 이 부위는 신피질과 연관되어야만 그 기능을 제대로 발휘할 수 있다.
신피질은 고등 포유류의 진화 마지막 단계에서 발달한 부분으로 대뇌피질을 지칭한다. 이 부분은 이성적 사고, 언어, 고차원적인 사고능력이 발휘되는 부분이다."

[iii] 자동차 구조를 크게 보면 차체body shell와 섀시chassis로 나눌 수 있다. 섀시는 차량의 차체를 탑재하지 않은 뼈대에 해당된다. 이 섀시에는 차량이 움직이는 데 필요한 최소한의 장치가 설치되어 있다. 따라서 섀시 만으로도 주행은 가능하나 그 기능은 제한적이라고 할 수 있다.

과 관련된 일을 담당하게 된다. 이렇게 감정을 표출하는 기능은 주위 환경에 대한 고도의 민감성을 보이는 행동이라고도 할 수 있다. 즉, 어떤 종류의 행동이 적절한 반응인지 결정하는 것이다. 이 레벨의 뇌기능은 인간에게서도 매우 강력하며 불수의적이고 무의식적인 행동의 중심이 된다.

가장 고위 레벨에 있는 뇌는 신피질neocortex이다. 폴 맥린은 이를 '바퀴 달린 신경 새시를 모는 운전사'에 비유한다. 이 영역은 포유류 뇌에 있는 회색질이 크게 증식하면서 발달한 영역으로, 영장류에 이르러 더욱 발전하였고, 인간에게서 가장 복잡한 형태로 진화하였다. 신피질은 신경세포가 엄청나게 모여 있는 곳으로 의도적인 학습voluntary learning을 담당하는 중추이며 다른 뇌를 통제한다. 의식적인 행동 또는 수의적인 통제 중심인 신피질은 적응과 학습을 담당한다. 하지만 막 태어나서는 원시적인 기능만 하다, 자라면서 점차적으로 복잡한 형태로 발전해 나가며, 성숙한 인간이 할 수 있는 능력을 습득한다.

대뇌피질의 학습능력이 점차적으로 증가해 가는 것을 성숙maturation이라고 한다. 생존을 위협하는 위급하고 부정적인 환경에 봉착하지 않는다면 뇌는 이러한 과정을 끊임없이 지속하며 인간 행동을 발전시킨다. 하지만 지속적인 스트레스와 외상을 당하게 되면, 뇌는 감각운동시스템을 수의적으로 통제하는 기능을 잃게 되고, 전달되는 신호는 곁길로 새게 된다. 이 상태가 되면 하위 레벨에 있는 좀 더 원시적인 첫 번째, 두 번째 뇌가 통제권을 잡게 된다. 이는 뇌가 불수의적인 반응을 하는 상태로 퇴행하는 것이다. 이런 일들은 SMA가 있을 때 발생한다.

• 감각운동기억상실증

스트레스를 받은 이후에도 항상 원래의 수의적 통제 상태로 돌아갈 수 있다면 얼마나 좋을까! 그렇게 된다면 SMA와 연관된 통증과 장애에 구애받지 않고 살아갈 수 있을 것이다. 수의적이지도 않고 유동적이지도 않은 상태에서 근수축이 지속된다면 에너지가 낭비된다. 하지만 근육에 대한 수의적 통제력을 언제든지 회복할 수 있다면, 이러한 소모적인 다툼 없이 평생동안 지속적으로 성장해 나갈 수 있다. 그리고 인간 존재의 커다란 가능성에 조금 더 가까이 다가갈 수 있게 될 것이다. 이것이 바로 소마틱스의 목표이다.

Chapter 5

알렉산더(81세): 작은 노인의 춤
──── *Los Viejitos* ────

작은 노인의 춤Danza de los Viejitos은 멕시코 남서부 타라스콘Tarascon 지방의 전통춤이다. 머리에는 납작한 중절모를 쓰고, 길고 하얀 수염을 단 작은 노인이 상체를 앞으로 구부리고 지팡이에 의지해 춤을 춘다. 멕시코의 빠쯔꾸아로Patzcuaro 시 외곽에 사는 농부들이 입는 헐렁한 흰색 셔츠와 바지가 춤의 의상이다.

　실제 이 옷을 입고 춤을 추는 이들은 어리고 날렵한 소년들이다. 분장한 작은 노인Viejitos은 음악이 시작될 때는 가만히 서 있는데, 이때는 마치 똑바로 서 있을 힘도 없어 보인다. 그러다가 조금씩 리듬에 맞추어 몸을 움직인다. 무릎을 들어 올리고 발을 이리저리 흔들

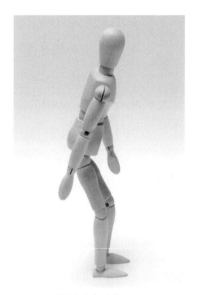

그림 9. 알렉산더의 자세

• 감각운동기억상실증

다가 알게 모르게 조금씩 속도를 높여가며 스텝을 밟는다. 마침내 보는 사람들이 춤의 속도가 한계에 달했다고 생각하는 순간, 갑자기 음악의 템포가 두 배로 늘어나는데, '작은 노인'은 그에 맞추어 믿기지 않을 만큼 빠르게 광란의 춤을 춘다. 땅을 드럼삼아 발이 보이지 않을 정도로 움직인다. 하지만 이 춤을 추는 동안에도 그들은 지팡이를 손에서 내려놓지 않는다.

타라스콘 시민들은 스핑크스의 수수께끼에 대해 잘 알고 있다. '노인은 세 발로 걷는 존재'라는 잘못된 이미지를 머릿속에 가지고 있는 것이다. 하지만 여기서, 겉으로는 '작은 노인' 모습을 하고 있지만 실제로는 '젊은 소년'이 분장하고 춤을 춘다는 사실은 우리에게 매혹적인 통찰을 전해준다. 겉으로는 노인이지만 내면은 젊은이인 그들은, 자신을 행복한 춤의 세상으로 인도해줄 음악을 기다리고 있다. 밖에서 보면 전혀 활기찬 춤을 추지 못할 것 같은 노인이 그토록 빠르고 유연한 춤을 춘다는 것은 신체 변형에 대한 놀랄만한 상징이다.

알렉산더는 81세의 남자로, 이 춤에 등장하는 '작은 노인'과 똑같은 모습을 하고 있었다. 그는 지팡이를 짚고 상체를 50도 정도 기울인 상태로 걸어 다녔다. 알렉산더의 아들이 그를 내게 데려왔다. 아들은 아버지가 만성적으로 가슴통증과 복부통증을 앓고 있다고 했다. 알렉산더의 허리는 앞으로 50도 가량 기운 채 굳어져 있는 것처럼 보였다. 그래서 잘 때도 머리 밑에 커다란 베개를 세 개나 놓아야 했다. 그의 극단적으로 굽은 자세는, 이 책의 서문에서 이야기한 스핑크스 수수께끼에 나오는 노인 이미지를 꼭 닮았다.

알렉산더의 아들은, 아버지의 나이로 봤을 때 굽은 자세를 바꾸는 것은 바라지도 않고, 다만 몸 앞쪽의 통증을 감소시킬 수만 있다면 좋겠다고 했다. 자세를 제외하면 알렉산더는 혈기 왕성하고, 정신 또렷한 노인이었다. 복부와 등에 통증이 자주 발생하는 것 외에는 안색이 좋고, 식사도 잘 했으며 다양한 것들에 관심도 많은 꽤 건강한 노인이었다.

그의 아들은 아버지의 허리가 60대 중반, 은퇴와 더불어 15년간 계속 굽어진 것이라고 했다. 알렉산더는 은퇴 후 투자수익과 사회보장제도에 의지해 생활하기 시작했고, 그때부터 눈에 띄게 경제적 통제력을 잃어갔으며, 인플레이션과 주식가치 하락에 안절부절 못했다. 알렉산더 자신이 은퇴자라는 사실에 불안해하면 할수록 상황은 더 안 좋아졌고 허리는 점점 굽어졌다.

다른 고객들과 마찬가지로, 나는 서 있을 때와 걸을 때 다양한 각도에서 그를 세밀하게 관찰했다. 알렉산더의 자세 문제를 일으킨 원인이 몸통 근육인 것 같았다. 그의 복부 근육이 가죽처럼 딱딱했기 때문이다. 복직근배곧은근은 치골두덩뼈과 서혜부샅고랑에서 시작해 가슴 중앙까지 올라가 흉곽가슴우리의 절반을 덮고 있는 매우 긴 근육이다. 이 근육이 긴장하면 가슴을 치골 방향으로 당기게 된다. 가죽처럼 딱딱해진 복직근은 몸통 전체를 굴곡 시켜 '작은 노인'과 같은 자세를 만든다. 알렉산더의 늑골 사이에 있는 늑간근갈비사이근 또한 과도하게 단축되어 있어 흉곽을 압박하고 머리를 앞으로 끌어당기고 있었다. 이것이 그의 목을 독수리처럼 보이게 만들었다.

• 감각운동기억상실증

운동선수들은 대부분 자신의 근육을 과도하게 사용하면 다음 날 통증 때문에 괴로워진다는 사실을 잘 알고 있다. 알렉산더의 경우, 그의 복부와 가슴, 목의 근육들이 지속적인 긴장 상태에 있어서 항상 몸이 아프고 피로했던 것이다. 몸통이 앞으로 기우는 것을 막으려고 늘 긴장할 수밖에 없었던 등의 근육도 마찬가지였다. 이러한 근긴장을 의도적으로 이완시킬 수 없었던 알렉산더는 당연히 통증과 피로 때문에 고생할 수밖에 없었다. 그는 잠자리에서 일어날 때는 활력이 넘쳤지만 두 시간 정도 지나면 녹초가 되곤 했다. 가슴과 복부 근육이 만성적으로 수축하게 된 알렉산더는 호흡 또한 매우 얕아졌다. 들어오는 산소의 양이 줄어들게 되니, 음식물을 소화시키는 물질대사도 떨어지게 되어 항상 피곤할 수밖에 없었다.

알렉산더를 진찰한 의사는 그의 신체 전면 부위가 약해진 이유를 근육량이 줄어드는 '위축' 때문이라고 했다. 많은 사람들이 근육 위축을 나이가 들면서 나타나는 퇴행성 질환으로 알고 있다. 하지만 사실은 이와 다르다. 알렉산더의 복부 근육은 전혀 약해지지 않았다. 오히려 엄청나게 긴장되어 강해져 있었다. 복부 근육이 항상 긴장하고 있으니 당연히 강해질 수밖에 없었던 것이다.

알렉산더의 몸에 '퇴행'이 아닌, 단지 기능장애가 생겼다는 사실을 알고 난 후, 나는 그에게 문제가 되는 근육의 감각운동기억상실증을 극복하는 법을 알려주었다. 속을 두툼하게 채워 넣은 베개가 없어서 허리가 구부정한 알렉산더를 테이블 위에 똑바로 눕힐 수 없었다. 그래서 그냥 옆으로 눕혔다. 그런 다음 그의 허리를 억지로 펴려고 하기 보다는 반대로 90도 정도 앞으로 굴곡 시켰다. 알렉산더는 이 자세를 편하게 받아들였다. 나는 그가 몸통을 웅크리고 있는 동안 복부의 근육이 어떻게 작동하는지 알려주었다. 처음에 그는 내가 무엇을 하는지 이해하지 못했지만 점차 자신의 몸 앞에 있는 근육의 움직임 차이를 인식할 수 있게 되었다.

나는 알렉산더에게 이미 긴장되어 있는 복부 근육을 좀 더 강하게 수축해보라고 했다. 처음에는 힘들다고 불평했지만, 그는 점차 자신의 복근을 의식적으로 수축할 수 있게 되었다. 이 동작을 할 수 있게 되면서 그는 배에 통증이 더 이상 안 느껴진다고 말했다.

    얼마 동안 이런 작업을 계속 한 후, 어떤 변화가 생겼는지 확인하려고 그에게 똑바로 누워보라고 했다. 머리와 상체를 받쳐주는 베개가 없어서 그렇게 하기 힘들다고 하자, 나는 큰 베개 하나를 가져다 주었다. 베개는 테이블 면과 30도 정도 각도를 이루었다. 알렉산더는 베개가 너무 낮다고 투덜거렸지만, 나는 그냥 한 번 해보라고 했다. 그는 낮은 베개를 베고도 똑바로 누울 수 있었다. 한 시간 후 그의 몸은 테이블과 20도 정도 되는 지점까지 펴졌다.

나는 알렉산더에게 아침에 자리에 일어났을 때와 잠자리에 들 때, 하루에 두 번 할 수 있는 소마운동을 알려주고 돌려보냈다. 그 후로 몇 주간 알렉산더를 만나지 못했다. 나중에 그의 아들이 아버지의 심각한 복부 통증이 사라지고, 잠도 잘 자며, 눈에 띄게 활력을 되찾았다고 전해주었다. 알렉산더는 아침 피로도 더 이상 느끼지 않게 되었다고 한다.

6주가 지나고 알렉산더를 두 번째로 보게 되었다. 두 번째 세션에서 그는 복부 근육을 좀 더 이완시킬 수 있게 되었고 목 근육에도 같은 작업을 했다. 마침내 그는

• 감각운동기억상실증

머리를 10도 정도까지 내리고 바닥에 등을 댄 채로 누울 수 있게 되었다. 그가 가진 에너지와 활동 범위는 엄청나게 증진되었다. 마침내 '작은 노인'이 내면의 음악을 듣고 춤을 추기 시작한 것이다.

알렉산더의 삶에 몸의 변화보다 더욱 의미 있는 일이 일어났다. 몇 년 동안 안절부절 하고, 두렵고 걱정스런 마음에 괴팍하게 행동했던 경향이 확 줄어들었다. 자신을 계속 괴롭혔던 통증을 이제 더는 경험하지 않아도 된다는 사실이 그를 변화시킨 것이다. 결과적으로 그는 명료한 정신으로 정확한 판단을 내릴 수 있게 되었다. 그의 아내는 알렉산더가 은퇴하기 전처럼 삶을 좀 더 '쉽게' 살게 되었다는 의미심장한 말을 했다.

알렉산더는 강력한 권한을 지닌 비즈니스 리더였다. 그러나 은퇴 후 그는 일하는 동안 발휘했던 통제력을 더 이상 누릴 수 없게 되자 자신의 생활 태도를 바꾸고 달라진 경제 사정에 적응해야만 했다. 세상에 능동적으로 대처하던 태도는 수동적으로 바뀌었으며, 독립적인 태도는 외부의 힘에 의존하는 형태로 변해갔다. 알렉산더에게 있어서 은퇴는 매우 스트레스를 주는 사건이었다. 그의 복부 근육이 긴장하게 된 것은 이러한 스트레스가 지속적으로 쌓였기 때문이다. 복부와 가슴 근육의 만성 수축으로 호흡 길이는 짧아지고, 상체도 앞으로 굴곡하게 되었으며, 이로 인해 몸은 아파오고 화를 자주 내는 성격으로 변해갔던 것이다.

알렉산더의 문제는 '노화' 때문이 아니다. 삶이 급격히 변화하면서 스트레스를 받은 근육들이 감각운동기억상실증에 걸려 생긴 문제다. 스핑크스의 수수께끼에서

묘사된 '두 다리에서 세 다리'로 변화를 만드는 것은 '노화'가 아니다. 원인은 스트레스와 외상으로 인한 부정적인 자극이다. 이것은 바니, 제임스, 루이스, 할리의 몸에도 같은 영향을 미쳤다. 따라서 스트레스와 외상을 피하고 감각운동기억상실증을 극복할 수 있다면 늙은 몸은 사라질 것이다. 그렇게 되면, 타라스콘의 '작은 노인'에게서 보았던 것처럼, 내면에 감추어져 있던 젊은이가 깨어나 놀라운 움직임으로 춤을 추게 될 것이다.

 생각해보기:
다섯 가지 사례를 통해 알 수 있는 것

1. 구조가 아니라 기능이 문제다.

다섯 가지 사례를 통해 알 수 있듯이, 겉으로 보기에는 치료할 수 없을 것 같은 몸의 붕괴가 문제의 원인인 것 같지만, 실제로는 신경계의 기능장애가 그 원인이다. 밖에서 보면 몸의 퇴행성 변화가 문제의 원인인 것 같지만, 안에서 보면 신체 기능에 대한 통제력을 잃은 뇌가 문제이다.

이것은 '바디 문제'가 아닌 '소마 문제'이다. '구조 문제'가 아니라 '기능 문제'인 것이다. 신체의 외부가 틀어져서 생긴 것이 아니라, 내부의 통제 시스템 기능이 저하되어 생긴 문제이기 때문에 의사가 아닌 오직 환자 자신만이 풀 수 있다.

2. 기능문제는 감각운동기억상실증으로 인해 발생한다.

앞에서 소개한 다섯 명을 괴롭힌 것은 의학적인 문제가 아니다. 현대 의학은 그들의 문제에 별 도움이 되지 못했다. 그들이 감염, 물리적 손상, 생화학적 불균형 때문에 고통받은 것이 아니기 때문이다. 다만 특정한 근육을 느끼고 움직이는 것에 대한 감각운동기억상실증으로 인해 괴로웠던 것이다.

SMA가 원인이라는 것을 알게 된 후, 나는 그들 스스로 문제가 되는 근육을 느끼고, 그 근육을 수축시킬 수 있게만 해줬는데도 문제를 해결할 수 있었다. 특별한 감염 치료제 처방, 상처난 부위에 대한 수술, 또는 생화학적 균형을 맞춰주는 약물 복용을 하지 않고서도 그들은 정상적인 편안한 삶을 되찾게 되었다.

3. SMA는 삶의 양적인 부분이 아니라, 질적인 부분 때문에 발생한다. 나이 문제가 아니라, 살아오는 동안 겪은 일 자체가 문제의 원인이다.

'나이'라는 말은 '건강'만큼 중립적이다. 나이가 사람을 아프게 하거나 죽이는 것은 아니다. 나이가 들어가는 과정에서 겪은 사건이 우리를 아프게 하고 죽음에 이르게 한다.

중추신경계는 인간이 살아가면서 겪은 모든 일들에 알맞은 반응을 한다. 만일 우리가 제한 받고 협소한 삶을 살아간다면, 뇌는 이러한 삶에 적응한다. 분노와 두려움, 절망으로 점철된 삶을 산다면, 뇌 역시 여기에 적응한다. 충격을 받거나, 사고를 당하고, 심각한 질병에 걸리거나, 복잡한 수술을 받는다면 뇌는 이러한 사건에도 반응한 후 적응한다. 이것들은 모두 SMA의 원인으로 작용하며, 결과적으로 우리를 무기력하게 만든다. 반대로, 우리가 만족감, 자신감, 희망으로 가득한 삶을 살아간다면 뇌도 여기에 적응하게 된다. 물론 그 적응 결과 또한 매우 달라질 것이다.

뇌는 적응하는 기관이다. 뇌는 생존을 위해 필요한 것이 무엇인지 판단해 거기에 반응한다. 뇌가 직간접적으로 인간의 신체 기능을 통제한다는 사실은 우리가 일생 동안 겪은 모든 사건들이 뇌를 통해 몸 전체에 반영된다는 것을 의미한다.

앞의 다섯 명이 겪은 신체 기능장애는 살아오는 동안 겪은 특별한 사건에 그들의 소마가 적응한 결과이다. SMA는 살면서 겪게 되는 사건에 중추신경계가 특별하게 적응하면서 생긴 불행한 결과이다. 2부에서는 이러한 적응의 대표적인 유형에 대해 다룬다.

4. SMA는 항상 '소마시스템' 전체에 영향을 미치지만 몸의 중심에 그 '뿌리'를 내리고 있다.

감각운동계의 불균형은 몸 전체의 불균형을 가져온다. 팔 다리에 있는 근육이 긴장되거나 너무 약해지면 근골격계 전체의 통제와 효율적인 조정 능력이 떨어지게 되고, 이로 인해 연관된 몸의 다른 부위는 자동적으로 이를 보상compensation 한다. 뇌는 몸 전체 시스템의 균형을 맞추려고 자동적이고 무의식적으로 이러한 보상을 만들어낸다.

균형을 맞추기 위해 이루어지는 보상 작용으로 인해 신체 내부의 소마는 왜곡되고 바깥의 구조는 뒤틀린다. 전체 소마시스템에 기능 문제가 생기는 것이다. 우리 몸은 유전적으로 소마시스템을 보호하려는 경향을 지니기 때문에, 뒤틀린 균형을 바로 잡으려고 다시 보상하려 하지만 전체 시스템은 이미 효율이 떨어지고, 유연성과 반응속도 또한 저하된 상태이다. 그러면 스트레스를 많이 받아 심각한 에너지 손실 상태에서 뇌가 작동하게 된다. 이것이 바로 우리가 '노화'라고 잘못 알고 있는 증상의 본 모습이다.

SMA는 우리 몸 전체 소마시스템에 영향을 미치지만 신체 중심부에 그 '뿌리'를 내리고 있다. 신체 중심부란 허리와 복부에 있는 강력한 근육이 척추, 흉곽, 그리고 골반을 연결해 주는 영역을 지칭한다. 이곳은 인체에 영향을 미치는 중력이 집중되기 때문에 중력중심부center of gravity라 부르며, '노화' 증상이 최초로 시작되는 부위이다.

요약하면 SMA로 인해 몸 전체의 소마시스템뿐만 아니라 중력중심부 모두 영향을 받는다. 이 둘은 서로 영향을 주고받는다. 먼저 인체의 중력중심부의 근육에 기능장애가 생기면 척추 – 골반체, 어깨와 엉덩이 관절, 팔꿈치와 무릎, 손목과 손, 발목과 발의 움직임이 차례대로 영향을 받아 움직임에 문제가 발생한다. 반대로, 손목과 손, 발목과 발, 팔꿈치와 무릎, 어깨와 엉덩이 관절 등에 상처와 기능장애가 생겨 척추 – 골반 중력중심부spinal–pelvic center of gravity에 문제를 일으키기도 한다.

이러한 현상은 앞의 다섯 경우에서 명확히 확인할 수 있다. 이들 다섯 명 몸의 말단 부위에서 어떤 문제가 있든 척추 – 골반 중력중심부 에 있는 근육과 관련을 맺고 있다.

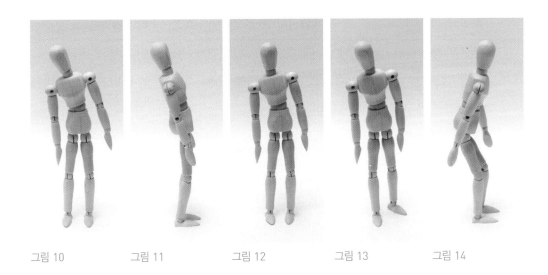

그림 10   그림 11   그림 12   그림 13   그림 14

바니는 고관절 문제가 있었다. 하지만 이것은 그의 오른쪽 척추 근육이 불수의적
인 수축으로 긴장되어 있었기 때문에 발생한 것이다. 이로 인해 바니의 오른쪽 흉
곽 전체가 오른쪽 골반 쪽으로 당겨지고, 척추는 측만되었으며 균형감각은 왜곡되
었다. (그림 10)

제임스의 허리 문제는 골반과 흉곽을 연결해주는 요추 주변의 '척추주변근'이 불수
의적으로 수축해서 발생한 것이다. 그의 허리 뒤쪽 근육이 짧아지면서 몸이 뒤로
활처럼 휘고 이로 인해 걷거나 손발을 뻗는데 어려움을 겪게 되었다. (그림 11)

루이스의 어깨 문제는 그녀의 오른쪽 몸통에 있는 근육이 불수의적으로 수축하며
어깨를 아래쪽으로 당기면서 일어났다. 루이스의 오른쪽 팔 전체 근육이 아래에
있는 골반 쪽으로 당겨지면서 '동결'된 것처럼 딱딱하게 굳어진 것이다. (그림 12)

• 감각운동기억상실증

할리가 왼 무릎을 굽힌 채 절뚝거리며 걷게 된 것은 그의 왼쪽 허리 근육이 불수의적으로 움츠러들면서 생긴 문제였다. 흉곽과 척추 주변에 붙어 있는 근육이 왼 다리를 위로 당겨 올린 것이 원인이었다. 그의 다리는 비행기의 랜딩기어처럼 반쯤 위로 끌려 올라간 것처럼 보였다.(그림 13)

알렉산더의 허리가 구부정해진 것은 가슴과 골반을 연결해주는 복부 근육이 불수의적으로 수축하면서 진행된 문제이다. 이로 인해 그의 몸통 전체가 앞으로 기울어지며 전형적인 노인 체형이 되었다.(그림 14)

이 다섯 경우 모두 본질적인 문제는 같다. 바로 인체의 중력중심부에 있는 근육이 불수의적으로 수축한 것이 원인이다. 이러한 수축이 말초부위에 영향을 미친 것이다. 물론 말초부위의 문제가 중력중심부에 보상적인 수축을 가져오기도 한다. 하지만 이 다섯 명 모두 척추와 흉곽, 골반을 연결해주는 강력한 중심부 근육의 불수의적 수축이 뿌리roots가 되어 다른 부위로 퍼져 나간 것이다.

바니의 고관절, 제임스의 허리, 루이스의 어깨, 할리의 절뚝거리는 다리, 알렉산더의 구부정한 허리는 모두 같은 원인의 다른 표현일 뿐이다. 즉, 인체 중심의 만성 근육긴장으로 인해 그들은 이 근육들을 느끼지도 못하고 통제하지도 못하게 되었으며, 결과적으로 말초부위의 긴장까지 겪게 되었다.

이 다섯 사례를 보고 우리가 기억해야 할 최종적인 결론은 다음과 같다.

> "SMA로 인해 무의식적이고 자동 반사적으로 근수축이 발생해 생긴 문제는,
> 인체의 중심에 있는 근육을 의식적으로 느끼고 수의적으로 통제할 수 있게 되면
> 해결할 수 있다."

5. SMA는 내부에서 보면 '기능 문제'이고 단일한 '소마 문제'이지만, 외부에서 보면
   복합적이고 미스터리한 '의료 문제'이자 '구조 문제'이다.

앞서 이야기 했듯 나이는 건강과 별로 상관없는 중립적인 단어이다. 나이는 '삶'이
라는 단어와 그 의미가 같다. 사는 것이 곧 나이 드는 것이다. 그럼에도 불구하고,
의학 전문가들과 연구자들은 나이를 미스터리한 의미를 지닌 것으로 본다. 나이
는 전혀 병리학적 중요성이 없는데도 의료계에서는 매우 강력한 병리적 문제의 원
인으로 정의한다. 그들은 나이를 노인들에게 나타나는 미스터리한 증상들의 미스
터리한 원인이며, 효과적으로 진단하거나 치료할 수 없는 '그 무엇'으로 정의한다.
"의사 선생님, 제 문제는 왜 해결책이 없는 건가요?" "인간은 젊어질 수 없기 때문
입니다. 나이가 더 들어서 신체가 노화되면, 그 나이에 맞게 살아가야 합니다."

　　물론, 이것은 난센스다. 우리를 괴롭히는 수많은 증상들과 나이는 별로 상관
이 없다. 감각운동기억상실증에 대한 무지가 나이에 대한 미스터리한 견해를 낳았
던 것이다.

이 다섯 명의 사례는 전 세계 수백만 명의 사람들에게서 매일같이 발생하는 전형적
인 증상들의 '원형'이다. 지난 12년 동안 나는 내게 찾아오는 환자들의 불만을 기록
해 두었다. 그들 모두는 확실히 몸 중심부 근육에 문제의 원인을 지니고 있었으며,

이 중심 근육들이 이완되면서 연관된 주변 근육을 제한하는 힘이 감소하게 되면서 대부분의 문제들도 같이 사라졌다. 이 모든 경우에서 다양하고 미스터리한 증상들의 뿌리가 되는 단일한 소마 문제의 원인은 SMA였다.

　　나를 찾아온 고객들은 발가락, 발, 다리, 엉덩이, 가슴, 팔, 손, 척추, 목, 턱에 통증을 느끼고 있었다. 뿐만 아니라 좌골신경통, 무릎부종, 정맥류, 약화되어 쉽게 돌아가는 발목, 딱딱해져 전혀 돌아가지 않는 발목, 쥐난 다리, 손의 감각둔화, 바늘로 찌르는 듯한 통증, 만성 긴장성 두통, 이명, 안구 통증, 얕은 호흡, 변비, 요실금, 요도경련, 관절염증, 목의 움직임 제한 등 다양한 증상을 보였다. 그들의 문제는 만성적인 것이라서 일반적인 의료 치료에는 잘 반응하지 않았다. 하지만 SMA 문제가 해결되면서 대부분의 문제가 감소되거나 제거되었다.

나는 이 모든 문제가 '치료' 되었다고 말하는 것이 아니다. 치료는 '의료행위'를 표현하는 단어로 SMA 관점에서는 그다지 중요한 말이 아니다. 치료는 의료 전문가가 수동적인 환자passive patient에게 하는 행위이다. '밖에서 안으로' 행해지는 기술적인 접근법이 치료다. 하지만 감각운동 능력을 되찾는 것은 '교육과정'으로 능동적인 인간active person이 스스로 행하는 것이다. 이러한 일은 우리 내부의 중추신경계에서 근육으로, 다시 말해 '안에서 밖으로' 이루어진다.

위에서 언급한 모든 문제들은 내 고객들이 직접 느끼고 기술한 내용이며, 의사와 의료 전문가들이 기록한 것이 아니다. 전문가들은 이들에게 신경통, 측만증, 후만증, 전만증, 관절염, 활액낭염, 골관절염, 골다공증, 척추협착증, 골극 형성, 수근관증후군, 디스크 압박, 디스크 팽윤, 디스크 탈출, 퇴행성 디스크, 디스크 아탈구,

건강 염려증, 알레르기 반응, 수술 후 외상 등과 같은 병명을 붙이고, 마침내 '원인을 알 수 없는 통증'이라며 문제를 회피한다.

의료적인 관점에서 보면 위와 같이 진단을 내리고 치료를 했는데도 환자들이 불만을 표출한다는 것은 그것이 '치료할 수 없는' 질환이라는 의미이며, 따라서 '노화'가 원인이라는 자연스러운 결론에 이르게 된다.

소마 관점에서 보면 인체 중력중심부에 있는 근육들의 SMA가 기능 문제를 일으키는 원인이다. 이러한 기능 문제는 '치료' 될 수 있는 것이 아니다. 다만 문제가 되는 근육을 '통제' 하거나, 잃어버린 감각을 '재학습' 할 수 있을 뿐이다. 다행인 점은, 위와 같은 진단을 받고 다양한 증상으로 불만을 표출하던 수천 명의 사람들이 통제와 재학습을 통해 자신의 문제를 해결했다는 것이다.

감각운동기억상실증에 대해서는 2부에서 조금 더 심도 있게 다루도록 하겠다.

PART 2

감각운동기억상실증의 원인

How Sensory-Motor Amnesia Occurs

2부에서는 감각운동기억상실증을 일으키는 빨간 등반사, 초록등반사, 트라우마반사에 대해 소개한다. 대뇌피질의 의식적인 통제력이 어떻게 해서 피하층으로 넘어가는지, 그리고 이러한 권력이동이 인간의 건강에 어떤 영향을 미치는지 배우며, 긍정적인 정신 자세가 왜 중요한지도 이해하게 될 것이다.

신체활동 감소의 결과
Atrophy: The Role of Gradual Surrennder

"나이가 들었으니 이제 천천히 움직이세요."

이보다 더 기만적인 충고, 노쇠老衰를 조장하는 말도 없을 것이다. 이 말은 사람을 기운 빠지게 하며 때로는 무기력하게 만든다. 나이들면 신체활동이 감소하는 게 당연하다는 착각을 심어주는 이런 표현은, 지혜로움을 가장했지만, 사실은 심각한 오류를 내포하고 있다. 오히려 나이가 들어 신체활동이 감소하면 건강한 생활을 하기 어려워진다. 해부학적으로, 생리학적으로, 그리고 신경학적으로 올바른 충고는 다음과 같다.

"기능이 구조를 유지한다."

좀 더 쉽게 표현하면 이렇다.

"사용하지 않으면 잃게 될 것이다."

인간의 뼈는 주기적으로 무거운 무게를 감당하거나 강한 힘을 받지 않으면 약해진다. 근육 또한 움직임이 많이 일어나는 활동을 통해 끊임없이 자극하지 않으면 약해지거나 반응력이 떨어진다. 의식적으로 몸을 다양하게 움직이는 활동을 하지 않으면 뇌세포 또한 전체적으로 노화된다.

인간의 신체를 구성하는 요소들이 약해지고 노쇠하는 현상은 점진적으로 느리게 발생한다. 하지만 이런 현상은 '노화' 때문이 아니라 나이가 들면서 신체활동을 멈추기 때문에 일어나는 현상이다. '노화'와 '나이 드는 것'은 동의어가 아니다.

나이가 들수록 움직임을 줄여야 한다는 생각은 착각이다. 이렇게 믿는다면 자기 삶의 가능성을 조금씩 갉아먹는 것이다. 하지만 대부분의 사람들이 나이가 들고 성숙해져 어른이 되는 과정을 쇠퇴衰退로 오해한다. 이것은 성장하면서 습득한 능력과 기능을 의도적으로 포기하는 행위이다.

성숙maturation은 인간의 삶을 풍부하게 만드는 다양한 기능들을 오랜 시간에 걸쳐 축적해 나가는 배움의 과정이다. 하지만 성숙해지는 것이 쉬운 일은 아니다. 사람들은 아이러니 하게도 자신의 삶에 유용한 능력을 습득하자마자 그것을 사용하는 것을 멈춘다. 이것이 바로 '계획된 노화'라고 할 수 있다.

• 감각운동기억상실증의 원인

많은 사람들이 자신의 냉장고와 자동차가 망가지면 제조업자들에게 항의하지만, 스스로 자신의 기능을 제한하고 쇠퇴시키는 것에 대해서는 아무렇지도 않게 생각한다. 우리는 자신의 노화를 계획적으로 조장하고 있는지도 모른다.

"원하는 것을 모두 이루었다"는 말은 아메리칸드림을 나타내는 표현이다. 하지만 원하는 것을 모두 이루었다는 것을 아무 것도 하지 않는 수동적인 상태가 되는 것으로 이해하는 사람들이 많다. 그러다 보니 실내 수영장에서 수영복을 입고 긴 의자에 가만히 누워있는 것을 '모든 것을 이룬 상태'로 착각한다. 하지만 잊지 말아야 할 것은 이 모습이 송장의 이미지와 닮았다는 점이다.

어른이 되면 아이였을 때 했던 일을 더 이상 하지 않게 된다. 아이들은 직접 걸어서 높은 곳에 올라가지만, 어른들은 엘리베이터를 타고 간다. 아이들은 덤불숲을 헤치고 지나가지만, 어른들은 빙 돌아서 간다. 아이들은 물구나무서기를 좋아하지만, 어른들은 엉덩이 깔고 앉는 것을 좋아한다. 아이들은 구르는 것을 즐기지만, 어른들은 매트에 드러눕는 것을 좋아하고, 아이들은 팔딱팔딱 뛰어다니지만, 어른들은 어깨만 으쓱한다. 아이들은 깔깔거리며 웃지만, 어른들은 살짝 미소를 짓는다. 아이들은 생동감 넘치게 탐험하지만, 어른들은 조심스럽게 살핀다. 아이들은 즐겁게 놀고 싶어 하지만, 어른들은 비밀을 지키며 침묵하고 싶어 한다.

대중들은 성공한 어른을 '아이 같은 행동을 그만둔 사람', '젊은이처럼 움직이지 않는 사람'으로 착각한다. 어른에 대한 이러한 잘못된 관념으로 인해 우리는 나이가 들면 아이였을 때 하던 행동을 더 이상 하지 않는다. 그 결과 몸의 활동력 자체가 저하된다.

인간의 뇌는 환경의 변화에 고도로 민감하게 반응하는 기관이다. 뇌가 활동력이 저하된 상태에 적응하면서 문제가 발생하는 것이다. 만일 우리가 특정한 활동을 하지 않게 되어, 그게 뇌의 저장 목록에서 빠진다면, 뇌는 그 활동을 아예 제거해버린다. 한마디로, 잊어버리게 된다. 우리가 매일같이 느끼고 행동하는 것에 대한 기억이 희미해진 결과가 SMA이다.

노화와 신체활동에 대한 해부생리학적 연구결과

나이가 들수록 적게 움직이는 것보다 오히려 신체활동을 많이 해야 한다는 연구 결과가 있다. 팔모레Palmore가 지난 10년간 60세 이상의 노인 268명을 대상으로 한 조사에 따르면, 흡연과 비만 같이 잘 알려진 요인들보다 신체활동 정도가 질병에 더 큰 영향을 미친다고 한다.[1] 신체활동이 적은 사람들이 활동량이 많은 사람들보다 침대에 누워 지내는 시간이 2.5배나 더 많았다. 활동량이 적은 사람은 일 년에 약 14일 정도를 잠자면서 허비한다는 계산이 나온다.

같은 연구에서 팔모레Palmore는 신체활동량이 적은 사람들이 많은 사람들보다 4배나 더 건강이 안 좋다는 사실을 발견했다. 또한, 움직이는 것을 싫어하는 노인들의 의료검진을 해보면, 그렇지 않은 노인들에 비해 2배나 더 건강이 빠르게 나빠지는 것으로 나왔다. 설상가상으로 활동성이 떨어진 사람들의 1/2 이상이 예상했던 것보다 빨리 사망했다. 신체활동을 꾸준히 하는 사람들은 사망 비율이 1/3에

* 감각운동기억상실증의 원인

서 1/4 정도로 낮았다. 따라서 "신체활동이 줄어들면, 건강하게 장수하기 어렵다"는 결론을 내릴 수 있다.

규칙적인 신체활동의 중요성에 대한 또 다른 연구결과도 있다. LA에 위치한 앤드류스Andrus 노인학센터의 드브리스DeVries는, "신체활동을 높이는 체계적인 프로그램을 받게 되면 심혈관계 기능이 개선된다"고 말한다.[2] 그의 연구에 따르면, 프로그램 시행 후 심장 기능이 개선되고, 혈압이 낮아졌으며, 신경의 긴장도 감소했다. 혈압이 정상으로 돌아오면서 체지방도 감소했고 심장병의 위험도 줄어들었다.

평균 70세 노인들을 대상으로 지구력 향상 트레이닝을 한 달간 시행했을 때 어떤 생리학적인 변화가 나오는지에 대한 내용이 노인의학저널Journal of Gerontology에 발표되었다.[3] 결과를 보면, 운동 후 심장의 수축기혈압이 감소했는데, 이로써 혈액순환 능력이 향상되었음을 알 수 있다. 또한 혈액 중 젖산농도도 감소하였다.

배리Barry, 스타인메츠Steinmetz, 페이지Page, 로달Rodahl 등이 이 실험을 주도했다. 한 달간 운동 프로그램을 받고 나서 70세 노인들의 노동부하한계work load limit가 프로그램을 시행하기 전보다 76퍼센트 향상되었다. 또한 산소섭취량과 폐환기도 개선되었다. 비슷한 연구결과가 노인의학저널 뿐만 아니라 미국노인병학회저널Journal of American Geriatric Society 등 많은 매체를 통해 보고되었다.

영국 학자인 배시E.J. Bassy는 다음과 같이 단호하게 말한다. "운동을 통해 노인의 몸 상태와 능력을 최대한 개선시킬 수 있다는 사실은 명확하다." 그는 또한, "신체활동을 높이는 프로그램이 지속적인 효과를 지니려면, 적절한 수준의 자발적인 운동으로 능동적인 생활을 해야만 한다"고 덧붙였다.[4] 활동량을 줄여가며 생활하는 것보다, 자발적이고 능동적인 활동을 하는 것이 은퇴 이후 건강에 더 큰 도움이 된다는 말이다.

미국과 영국뿐만 아니라 러시아에서도 노년기 운동의 효과에 대한 중요한 연구가 이루어졌다. 러시아 과학자들은 신체가 반응할 만한 도전적인 환경에 노출되면 좀 더 높은 기능과 적응력을 갖게 된다는 사실을 발견했다.[5] 이러한 환경에서 신체는 부신, 혈액 중 화학 반응, 탄수화물대사, 심혈관계, 호흡기계, 신경계 등 모든 면에서 긍정적인 결과를 가져왔다.

여자 환자 방문 간호에 대한 스미스Smith와 레단Reddan의 연구에 의하면, 지속적인 신체활동이 골다공증을 예방하고 뼈를 단단하게 만든다고 한다.[6] 이 연구는 나이든 여자들이, 특히 고관절의 골절 같은 사고를 피하려고, 집 밖에 나가 움직이지 않으려 하는 경향을 고려해보면 매우 중요한 점을 시사해준다. 연구에 따르면 오히려 많이 움직여야 골절이 예방된다는 것이다.

에릭슨Erickson도 신체활동과 관절 유연성의 상관관계에 대해 이와 비슷한 연구 결과를 내놓았다. 그는 주기적으로 신체를 스트레칭 해주지 않으면, 결합조직 내에 있는 콜라겐 네트워크가 단축된다고 말했다.[7] 또한 인체의 관절을 넓게 움직여주면 뻣뻣하고 제한된 움직임을 개선시킬 수 있다고 보고했다. 요약하면, 신체활동을 지속적으로 하지 않아서 SMA가 오래 지속되면, 인체의 구조와 기능 모든 면이 쇠퇴한다.

노화와 뇌에 대한 신경학적 연구결과

스핑크스의 수수께끼는 인류에게 '노화'에 대한 착각을 일으켰다. 실제로는 신체의 움직임을 통제하는 능력이 감소하는 것이 노화의 원인이다. 보통 중년 이후 움직임이 느려지고, 힘이 감소하며, 섬세한 신체 조정 능력이 어려워지면서 운동능력이 감퇴한다. 약 1세기 전에 이에 대한 신경학적인 연구가 있었다.

1890년 신경학자인 핫쥐Hodge가 젊은이와 노인의 뇌에 있는 뉴런의 개수를 세는 실험을 했다. 그는, "뇌세포는 나이가 들어 정해진 일을 다 하면 하나씩 소멸한다. 그러다 결국 생명을 겨우 유지할 수 있을 정도의 수만 남게 된다"고 발표했다.

그의 말은 후속 연구에 의해 사실이 아닌 것으로 밝혀졌지만, 불행하게도 그의 주장은 수정되지 않은 채 널리 퍼져나갔다. 여전히 대학교재나 일반 건강서에 보면, "막 태어난 아이들은 일정한 숫자의 뉴런을 가지고 있는데 나이가 들어 죽을 때까지 뉴런의 개수는 조금씩 감소한다"는 식의 표현이 나온다. 이런 정보는 노화에 대한 오해를 강화시킨다. 그의 글을 읽으면, 마치 매일 수천 개의 뇌세포가 머리에서 빠져나와 우리의 정신과 신체 능력을 저하시키고 있다는 착각이 든다.

과학자들은 뇌에 약 1000억 개의 뉴런이 있다고 추산하며, 이것을 다 세려면 훨씬 진보된 현미경과 컴퓨터 기술이 필요하다는 것을 알게 되었다. 이는 1890년대 핫쥐Hodge가 사용했던 도구로는 도저히 셀 수 없는 양이다.

『노화하는 운동계The Aging Motor System』라는 책은 노화와 뇌의 관계에 대한 연구를 잘 정리해 놓았다. 이 책에서는, "최근 연구에 따르면 나이가 들면서 뉴런의 개수가 감소한다는 것은 일반화시킬 수 있는 사실이 아니다"라는 주장을 하고 있다.[8]

쿠르치오Curcio, 뷰엘Buell, 콜맨Coleman 같은 연구자들은 이것에 대해 조금 더 명확하게 표현한다.

"객관적 수량 데이터가 엄청난 속도로 증가함에 따라, 나이가 들면서 뇌 속의 뉴런이 감소한다는 것은 일반적이지도 않고, 어쩔 수 없는 것도 아니라는 사실이 명확해졌다. 신경계 어디에서도 이러한 현상은 일어나지 않으며, 그 기능도 퇴화하지 않는다. 신경의 개수가 감소하거나, 신경전달계가 쇠퇴하는 현상도 일어나지 않는다. 어떤 신경학적 검사에서도 이러한 위축을 발견할 수 없었다. 오래된 신경계에서는 오히려 어느 정도의 신경복원이 일어나고 있는 것이 발견되었다."[9]

이 의견은 내 주장에 신빙성을 더해준다.

라스라쏜Lars Lasson은 "포유류의 골격근 노화Aging in Mammalian Skeletal Muscle" 라는 글에서, 근육 기능의 노화를 살피는 3단계를 상세하게 기술한다.

첫째, 뇌. 둘째, 뇌에서 근육으로 신경신호를 전달하는 운동신경. 셋째, 근육 자체. 이 3단계를 살피고 나서 그는 다음과 같은 결론을 내린다. "노인에게서 운동기능장애와 운동뉴런손상을 일으키는 가장 중요한 요소는, 신체를 점차적으로 덜 사용하면서 발생하는 신경활동의 감소이다."[10]

나이가 들어 근육을 덜 사용하게 되니, 뇌에서 전달되는 신경 펄스가 감소하게 되고, 이로 인해 근기능이 저하된다는 이야기다. 그 결과 뇌에서 나오는 신호를 근육에 전달해주는 운동뉴런의 기능장애로까지 이어진다. 문제는 바로 뇌가 신호를 제대로 전달하지 못하는 데서부터 비롯된다. 라쏜이 말하는 것이 바로 SMA다.

SMA는 다행히도 바로잡을 수 있다. 『노화하는 운동계』를 쓴 세 명의 공동저자들은 운동계 노화를 막는 세 가지 방법으로, 재활운동, 체력유지, 약물복용을 든다. 그들은 약물치료의 가능성을 탐구 과제로 남겨놓는다. 또한 운동 능력을 되찾을 수 있는 재활운동 테크닉을 제시한다. 그들은 다음과 같은 결론을 내렸다. "최종적으로, 매일 운동을 통해 체력을 유지하는 것이 나이 들어서도 운동능력과 정신력을 유지하는 가장 싸고 안전한 방법이다."[11]

요컨데, 진보된 과학적 연구 성과에 따르면, 나이가 들어 생기는 많은 문제들의 원인이 신체활동이 줄어들면서 발생하는 '기능 문제' 때문이라는 것이다. 이것은 내가 계속 이야기 하고 있는 주제이다.

SMA는 예방 가능하며 또한 바로 잡을 수도 있다. 그 방법으로 나는 신경학적인 성과에 기반을 둔 '소마운동'을 제시한다. 소마운동은 3부에서 소개할 것이다.

Chapter 7

스트레스에 따른 근육반사
The Muscular Reflexes of Stress

한스 셀리에Hans Selye는 20세기 의학사에서 매우 중요한 인물 중 한 명이다. 그가 내분비학 분야에서 수십 년간 쌓은 연구 성과 덕분에 사람들은 스트레스의 개념을 명확히 이해하게 되었고 적응질환disease of adaptation이 있다는 사실도 알게 되었다.

셀리에가 제창한 일반적응증후군GAS, General Adaptation Syndrome은, 아마도 세균 이론과 항생제 발견 이후 가장 중요한 의학적 발견일 것이다. 그의 연구 중 특히 중요한 부분은 '소마 관점'의 소개이다. 다시 말해, 셀리에는 인간의 건강과 질병을 결정하는 데 있어 정신적인 사건이 생리적인 사건만큼 중요하다는 점을 제시했다.

소마 관점은 개체로서 인간이 '자신의 안에서 밖을 바라보는 관점'이다. 이 관점에

• 감각운동기억상실증의 원인

서는 몸과 마음의 이분이 사라진다. 내부에서 우리는 '바디' 자체를 인식하는 것이 아니라, 그 '바디'의 느낌과 '능동적인 과정'을 인식한다.

셀리에의 소마 관점은 내 안에 존재하는 '나 자신'의 중요성을 강조하며 그 영역을 확대해 나간다. 요컨대, 내가 어떤 정신 자세를 가지고 살며, 어떤 방식으로 자신의 삶을 통제해 나가는가 하는 것이, 스트레스가 주는 영향을 감소시킬 수 있다는 말이다.[1] 이것을 자기책임self-responsibility이라고 한다. 이 자기책임에 대한 강조야말로 소마관점의 중요한 특징이다.

일반의학은 외부에서 제 3자가 바라본 몸, 즉 '바디'에 어떤 영향을 주어야 건강을 높일 수 있는가에 관심이 많다. 하지만, 셀리에는 일반의학의 관점을 전적으로 받아들이면서, 더불어 자기통제에 대한 내적 능력internal ability of self-control을 포함시켜 의학의 차원을 확장시켜 나간다. 소마 관점은 일반의학의 관점을 배제하는 것이 아니라 모든 '적응질환'에 관여하는 마음과 몸의 상호작용mind-body interaction에 대한 이해를 덧붙여 나간다. 셀리에는 이를 다음과 같이 표현하였다.

"인생이란 자신이 살고 있는 환경에 적응해 가는 과정이다. 이것은 살아있는 물질과 생명이 없는 환경 사이, 유기체와 다른 존재들 사이에 끊임없이 반복되어 온 상호작용이며, 역사 이전 태초의 바다에서 움트기 시작한 생명의 여명기부터 계속된 과정이다. 따라서, 끊임없이 변화하는 지구 환경에 얼마나 성공적으로 적응하느냐에 건강과 행복의 비밀이 있다고 할 수 있다. 이 위대한 과정에 적응하지 못한 벌이 바로 질병과 불행이다."[2]

한스 셀리에는 생명의 진화에 대해 설명한 후에 다음과 같은 말을 덧붙인다.

"...또 다른 형태의 진화가 있다. 이것은 모든 사람들이 겪는 과정으로 태어나서 죽을 때까지 일어난다. 이 두 번째 진화는 일상이 주는 스트레스와 압박에 적응하여 몸과 마음이 상호작용하면서 일어난다. 그 상호작용 메커니즘을 확실히 이해하고, 자신의 지성에 비추어 의지력을 제대로 발휘한다면 인간은 어느 정도 이 진화에 영향을 줄 수 있다."[3]

셀리에의 관점은 내 생각을 적확하게 표현하고 있다. 스트레스에 대해 그가 정의한 내용은 이 책의 테마를 이해하는 데 많은 도움을 준다. 셀리에는 다음과 같이 말한다.

"일반의학 관점에서 보면 스트레스는 신체를 망가뜨리는 핵심 변수이다. 하지만 스트레스는 그 자체로 좋거나 나쁜 것이 아니며, 단지 가해지는 자극에 맞추어 신체가 적극적으로 반응한 결과이다."

우리의 삶은 끊임없는 자극의 연속이다. 그러므로 이러한 자극에 얼마나 현명하게 적응하느냐가 생존의 문제를 결정한다. 스트레스를 이해하는 것이 생존과 직결된다는 것은, 살아가면서 받는 자극에 잘 대처해야 한다는 결과를 이끌어낸다.

스트레스에 대한 이해는 노화의 본질에 대한 이해에도 관여한다. 다시 말해, 스트레스에 얼마나 잘 적응하느냐가, 어떻게 나이 먹는지를 결정한다. 셀리에는 계속해서 내가 이야기한 소마 관점에 대해 이야기 하고 있다. 의학 관점에서 보면

• 감각운동기억상실증의 원인

신체는 노화의 결과로 쇠퇴한다. 하지만 의료 전문가들이 '노화로 인한 질병'이라고 부르는 것은 대부분 '적응질환'이다. 셀리에의 말대로, '자신의 지성에 비추어 의지력을 제대로 발휘'할 수 있게 되면 이러한 적응질환은 예방할 수 있다.

한스 셀리에는 신체에 자극이 가해졌을 때 내분비계가 어떤 방식으로 반응하고 적응하는지에 대한 연구를 계속해나간다. 그는 일반적응증후군GAS이 다음 3 단계에 걸쳐 일어난다고 기술한다. (1) 알람반응alarm reaction. (2) 저항단계stage of resistance. (3) 포기단계stage of exhaustion.

잠을 자지 않고 몇 킬로미터를 뛰는 것, 논쟁을 격렬하게 하는 것, 심지어 영화가 끝나고 어두운 극장에서 밖으로 나왔을 때 눈이 받는 충격까지, 이 모든 사건들이 알람반응을 촉발시킨다. 인체에 이러한 자극이 가해지면 방어조절protective adjustment 현상이 일어난다. 부신이 자극받아 부신 수질 호르몬인 에피네프린과 노르에피네린이 분비되어 스트레스에 저항하는 물질을 일깨우는 것이 대표적인 방어조절이다. 이것은 스트레스를 낮추려는 자연스런 현상이다. 하지만 자극을 오랫동안 지속적으로 받아 '저항'하는 기간이 길어지게 되면 방어조절이 어려워져 '포기'하는 지점에 이르게 된다. 이 단계에 도달하면 본격적인 문제로 발전하게 된다.

셀리에는 그가 저술한 서른 권의 책을 통해 GAS는 신체의 일반적인 과정이라고 기술한다. 그의 연구는 주로 내분비계에 초점이 맞추어져 있지만, 스트레스가 신경근에 미치는 영향에 대해서도 대략적으로 다루고 있다. 셀리에도 인체가 스트레스를 받으면 근긴장이 높아질 수밖에 없다는 것을 잘 알고 있었다. 그리고 다양한 이완법으로 긴장을 감소시킬 수 있다고 제안했다. 하지만 스트레스를 받았을 때 신경근시스템에서 어떤 반응이 일어나는지에 대해서는 구체적인 연구를 내놓지 않았다.

지난 12년 간, 나는 '소마교육자'로서 스트레스가 신경근시스템에 구체적으로 어떤 영향을 미치는지 충분히 관찰할 수 있었다. 셀리에야 말로 스트레스 반응에 대해 최초로 이야기한 사람이다. 하지만 그가 스트레스의 생화학적 측면을 이야기 했다면, 나는 신경근시스템 측면에서 내가 발견한 내용을 다음 두 장을 통해 소개하도록 하겠다. 스트레스 반응에 대해 조금 더 면밀히 살펴보면, 이 반응이 감각운동뿐만 아니라 셀리에가 탐구한 생화학적인 관점 모두에서 동등하게 중요하다는 사실을 알게 될 것이다.

나는 스트레스를 받으면 인간의 신경근시스템이 두 가지 기본적인 반응을 하는 것을 발견했다. 이 두 반응은 신체의 중간, 즉 중력중심부에 뿌리를 두고 있다. 둘 다 스트레스에 대한 반응이지만 그 형태는 매우 다르다. 셀리에는 이것을 디스트레스distress와 유스트레스eustress로 나눈다.

신경근시스템이 음성스트레스negative stress인 디스트레스에 지속적으로 적응하는 것을 회피반응withdrawal response이라 한다. 이 반응은 주로 신체의 앞면에서 일어난다. 신경시스템이 양성스트레스positive stress인 유스트레스에 지속적으로 적응하는 것을 행동반응action response이라 한다. 이 반응은 주로 신체의 후면에서 일어난다.

회피반응을 쉽게 이해하도록 빨간등반사Red Light Reflex라 하고, 행동반응을 초록등반사Green Light Reflex로 부르도록 하겠다. 빨간등반사는 8장에서 다루고, 초록등반사는 9장에서 다룬다. 이 두 반사와는 약간 다른 트라우마반사trauma reflex는 11장에서 소개하도록 하겠다.

빨간등반사
The Red Light Reflex

복부 근육과 회피반응

하부뇌반사lower-brain reflex[i]와 같이 단일한 요소가 나이 들면서 진행되는 수많은 신체변화의 원인이라는 사실은 놀라운 일이다. 이 하부뇌반사에 대해 이해하게 되면 노화라는 잘못된 인식을 바로 보고 또 이를 극복할 수 있는 가능성이 열릴 것이다.

---

i 'lower-brain'은 하부뇌(下部腦)이다. 하부뇌는 뇌간(腦幹, brain stem, 뇌줄기)과 간뇌(間腦, diencephalon, 사이뇌)를 지칭한다. 뇌간은 중뇌, 교뇌, 연수로 이루어져 있고, 간뇌는 대뇌와 중뇌 사이에 위치하는 시상과 시상 하부로 구성된 신경 복합체이다. 척수(spinal cord)도 뇌간이 연장되어 있다는 관점에서 하부뇌의 범주에 집어넣는다.

• 감각운동기억상실증의 원인

아내들은 다음과 같이 푸념한다. "세 아이를 키우고, 가정을 돌보며, 남편을 뒷바라지 하느라 눈가에 잔주름이 늘 수밖에요."

남편들도 이렇게 투덜거린다. "가정과 아내, 세 아이를 돌보느라 생긴 이마 주름살을 좀 보시오. 걱정거리가 늘어나니 당연한 일 아니겠소."

이와 같은 하소연은 모두 특정한 반사reflex를 떠올리게 한다.

"이모처럼 뒷목에 혹이 나기 시작했어요. 이게 과부의 혹dowager's hump 맞죠? 머리도 앞으로 나와서 노인 체형이 되어가고 있어요. 어떻게 좀 안될까요?"

이런 현상도 하부뇌반사가 외부로 표현된 것이다.

"선생님, 제 어깨 좀 어떻게 해주실 수 있나요? 아내가 제 어깨 보고 주저앉은 것 같다고 합니다. 예전엔 가슴도 넓었는데 지금은 완전히 찌그러져 납작해졌어요."

회피반응이 오랫동안 쌓이면 이런 현상이 생긴다.

"난 60살도 안됐는데 벌써 허리가 굽고 있어요. 얼마 전에 상점 앞을 지나가다 거울에 비친 내 모습을 보고 깜짝 놀랐죠. 지팡이가 필요한 꼬부랑 할아버지가 거기 있더군요."

그가 거울에서 본 것은 빨간등반사Red Light Reflex가 겉으로 드러난 모습이다.

"제 문제는 숨조차 쉴 수 없다는 겁니다. 예전엔 계단을 걸어올라 집 앞까지 가는 걸 당연하게 생각했죠. 근데 지금은 계단 오를 때 헉헉거려요. 도대체 제가 왜 이렇게 된 거죠? 폐가 망가진 건가요?"

이것도 똑같은 '반사' 때문에 일어난 일이다. 하지만 이 빨간등반사는 너무나 우리에게 익숙해져 습관으로 자리 잡았다. 그러다 보니 거의 인식하지도 못하고 지나간다.

"전 매우 활동적인 사람입니다. 늘 같이 걷는 사람을 따라잡곤 했죠. 그런데 제 허벅지에 뭔가 문제가 생겼습니다. 무릎까지 온종일 아파오더군요. 아침에 일어나면 바로 아픕니다."

이것 또한 회피반응 때문에 일어난 일이다.

수십 년 동안 신경생리학자들은 회피반사 연구에 몰두했다. 왜냐하면 이 반사가 모든 동물 집단에서 보이는 중요한 현상이기 때문이다. 놀람반응startle response 또는 도피반응escape response으로 부르기도 하는데, 이는 동물들이 자신들에게 가해지는 위협에 놀라서 회피하거나 도망가려 할 때 이 반사를 이용하기 때문이다. 회피반응은 생존과 직결된 원시반사primitive reflex이다. 굵은 신경이 얇은 신경보다 신호를 빨리 전달한다. 그런데 이 반응은 중추신경계에서 나오는 신호를 신속하게 전달하기에 충분히 '굵은' 신경과 연결되어 있다. 따라서 뇌의 구조가 매우 단순한 동물들도 이 회피반응 회로망을 통해 '재빠른 움직임'이 가능하다. 위험에서 빠르게 '회피' 할 수 있게 되면 생존 확률이 높아지기 때문이다.

바다에 사는 말미잘을 건드리면 촉수를 빠르게 안으로 말면서 자극을 피한다. 막대로 지렁이를 건드리면 즉각적으로 회피반응을 보인다. 성가시게 이리저리 날아다니는 파리를 잡으려고 살금살금 다가가면, 이 꾀 많은 녀석은 파리채를 휘두를

때까지 기다렸다 휙 하니 '회피'해 버린다. 이것은 위험에 대한 반응도가 매우 높다
는 증거이다. 물고기도 잡으려 하면 빠른 속도로 도망가고, 가재도 갑자기 꼬리를
안으로 말아서 몸을 보호한다.

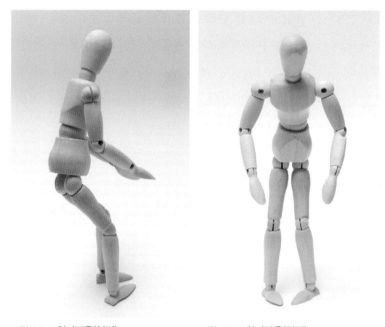

그림 15a. 회피반응(옆면)   그림 15b. 회피반응(앞면)

연구에 따르면 회피반응은 모든 포유류들에게 나타난다. (그림 15a, 15b) 진화가 많이
된 동물일수록 이 반응은 신속하고 효과적으로 일어난다. 인간처럼 고도로 복잡한
시스템을 지닌 동물에게서도 회피반응은 놀라운 속도로 일어난다.

한 여자가 길을 걷고 있다가 갑자가 자동차 엔진이 폭발하는 소리를 듣는다. 이 여인에게는 다음과 같은 일이 순서대로 일어난다.

0.014초 안에 그녀의 턱 근육이 수축한다. 0.02초가 지나면 눈과 이마 주위 근육들이 바로 수축한다. 눈은 질끈 감기고, 어깨와 목의 근육, 특히 승모근은 0.025초 안에 신경신호를 받아 수축한다. 이로 인해 어깨는 올라가고 머리는 앞으로 나오게 된다. 0.06초가 되면 팔꿈치 관절이 굴곡하고 손바닥은 땅바닥을 향해 회전한다. 이 신호는 점점 아래로 내려와 복부 근육을 긴장시키고 흉곽을 아래로 잡아당겨 몸통을 굽게 하며, 호흡을 멈추게 만든다. 바로 뒤따라서 무릎이 앞으로 튀어나오며 구부러지고, 양 발끝은 몸 안쪽으로 돌아간다. 또한 사타구니 주변 근육이 수축하면서 발가락은 위로 들린다. 이 모든 반응이 모여 '빨간등반사'를 만들어 내며 위험 요소로부터 몸을 회피하게 한다. 쉽게 말해, 회피반응이 일어나면 사람들은 어머니 뱃속의 아이처럼 온 몸을 돌돌 마는 모양을 하게 된다.[1]

신경신호는 얼굴을 시작으로 목으로 내려와 팔과 몸통을 지나 다리와 발가락까지 순차적으로 전달된다. 그런데, 왜 이 반응은 머리에서 시작해 아래쪽으로 내려오는 것일까? 그 이유는 신호가 하부뇌에서 출발하기 때문이다. 하부뇌에서 나온 신호는 우선 머리에 있는 근육에 도달해 신경 통로를 따라 점진적으로 아래쪽으로 전달된다.

회피반응은 인간뿐만 아니라 다른 모든 동물에게도 존재한다. 이 반응은 뇌의 오래된 영역인 후뇌hindbrain에서부터 시작된다. 좀 더 정확하게 표현하면 회피반응은 뇌간에 있는 교뇌 앞쪽과 연수의 망양체reticular formation에서 시작되는 망양척수로그물척수로, reticulospinal tract를 통해 전달된다.[2] 따라서 이 반응은 대뇌피질의 의식적이고 수의적인 통제를 벗어나 있다. 회피반응은 이렇게 뇌의 깊은 층에서 발생하기 때문에 원시반사라고 하며, 의식적인 행동보다 그 속도가 현저히 빠르므로 알아채기도 전에 발생한다. 이 원시반사는 '도망가는 것 먼저, 생각은 나중에'를 좌우명으로 하고 있다. 갑작스런 위기 상황에 처해서 그때서야 심사숙고 하는 것은 사치에 가깝다.

빨간등반사가 머리에서 다리로 신속하게 내려오면서 수축하는 곳은, 내가 앞에서 이야기 했던 부위와 같다. 눈가의 잔주름과 이마의 주름살, 과부의 혹과 전방으로 이동한 머리, 무너진 어깨와 평평해진 가슴, 구부정한 허리와 호흡불능, 그리고 다리의 통증까지. 이 모든 몸의 변화들이 하부뇌에서 비롯된 원시반사와 연관되어 있다는 사실이 놀랍기만 하다.

회피반응에 대한 연구와 조사는 매우 잘 되어 있다. 이 반응을 이해함으로써 우리는 중요한 다음 두 가지 통찰을 얻을 수 있다.

 (1) 스트레스 상황에서 인간의 신경근시스템은 특정한 반응을 보인다.
 (2) 우리는 '노화' 때문에 다양한 질환이 발생했다고 알고 있지만 이것은 잘못된 생각이다.

회피반응으로 인해 발생하는 기능장애

빨간등반사는 인간의 몸이 스트레스를 주는 환경에 반응하면서 나타난다. 이는 애매모호한 불안에서 확실한 위협에 이르기까지, 우리를 괴롭히는 부정적 사건으로부터 자신을 보호하려는 메커니즘이다. 한스셀리에의 일반적응증후군이 내분비계의 기본적인 반응이라면, 회피반응은 신경근시스템이 스트레스 상황에서 행하는 기본적인 방어기제이다. 부정적인 스트레스 요소를 방어하려는 특수 반응인 것이다.

예를 들어 우리에게 걱정거리가 생기면 회피반응이 자극받는다. 눈과 이마 주변의 근육들이 수축해 얼굴 피부에 주름이 생기게 되는 것이다. 만일 이런 걱정이 오래 지속되면 피부의 주름은 지워지지 않는다. 불안한 마음 때문에 목의 근육이 수축하게 되면 머리는 앞으로 나온다. 목의 아래쪽, 즉 경추7번 주위 근육들은 앞으로 나온 머리의 무게를 감당하려고 강하게 긴장한다. 이런 일들이 자주 일어날수록 목과 어깨 주변의 더 크고 힘센 근육과 지방 조직이 경추7번 주변에 쌓이며 혹처럼 불어난다. 이것을 '과부의 혹'이라 부른다.

이렇게 근육이 긴장해서 두툼해지는 현상은 어깨에서도 똑같이 일어난다. 승모근은 어깨 뒤쪽과 목을 연결해주는데, 스트레스를 받아 걱정이 늘어나면 이 근육이 수축하면서 어깨가 올라가거나 둥그레진다. 어깨가 긴장되면 걱정도 가득하다. 반대로 걱정스런 말을 하면 어깨가 긴장되지 않을 수 없다. 이게 바로 걱정 많은 사람의 어깨와 목에 만성 통증이 자주 발생하는 이유이다.

• 감각운동기억상실증의 원인

어린 나이에 심각한 근심 걱정에 휩싸여 살면 이른 나이에도 몸이 구부정해진다. 목이 앞으로 나오고 어깨가 한쪽으로 무너진 것은 아이들 근심 걱정의 척도이다. 부정적인 스트레스를 많이 받은 10대들에게 이런 자세가 흔하게 나타난다.

따라서 몸의 자세가 안 좋아지는 것의 원인은 나이가 아니라 디스트레스 distress 때문이다. 이 부정적인 스트레스가 자주, 그리고 오래 지속될수록 빨간등반사는 장기적으로 몸에 악영향을 미친다. 부정적 스트레스가 몸에 누적되어 자세를 구부정하게 만들고 호흡을 얕게 하는 것이다. 나이 때문이 아닌 것이다.

가정을 돌보고, 세 아이를 부양하며, 직장에 나가는 것. 그리고 소비활동을 하고 일상생활의 문제들을 헤쳐 나가는 모든 일들이 늙어 보이고, 허리를 구부정하게 만드는 요인으로 작용한다. 계단을 헉헉대며 올라가게 만들고, 심장 박동을 높이는 원인은 바로 부정적인 스트레스이다.

몸이 구부정해지면 호흡노 얕아진다. 이런 싱태가 되는 것은 복부 근육의 수축 때문이다. 복직근은 길고 강력한 근육이다. 이 근육은 치골에 달라붙어 서혜부를 지나며 위로 올라가 가슴의 젖꼭지 높이까지 연결되어 있다. 복직근이 수축하면 상체는 앞으로 당겨지며 구부정해지고, 아래에 있는 치골은 위로 끌려 올라간다. 따라서 몸통이 어머니 뱃속의 아이처럼 둥그렇게 변한다.

복부 근육이 수축하면서 흉곽을 압박할 뿐만 아니라 복강 내부의 모든 장부에도 압력을 가한다. 횡격막은 흉강과 복강 사이에 위치해 있다. 호흡을 들이쉴 때 횡격막은 펌프처럼 아래로 내려가면서 흉강을 진공상태로 만들며, 이로 인해 외부의 공기가 폐로 들어올 수 있게 된다. 그런데 복직근의 긴장으로 복강 내부 장기가 압박받으면 횡격막의 기능이 제한된다. 따라서 호흡이 얕아지게 되는 것이다.

빨간등반사로 인해 어떻게 근육이 수축하고, 또 어떤 기능장애가 발생하는지 이해하게 되면 '노인성 질환'에 대해 보는 눈이 달라진다.

복부 근육이 수축하면 호흡이 얕아진다. 뿐만 아니라 다른 문제들도 연달아서 발생한다.

장부 압박은 장부의 기능장애를 일으킨다. 예를 들어 정상적인 상황에서 방광의 압력이 높아지면 요도가 자동적으로 수축한다. 이로 인해 소변을 급히 봐야 한다는 신호가 뇌에 전달되고, 그 신호로 인해 정상적인 이뇨작용이 가능해진다. 그런데 복부 근육이 만성적으로 긴장되면 방광을 쥐어짜면서 내부 압력을 끌어올리며, 방광에 소변이 가득하다는 잘못된 신호를 뇌에 보낸다. 따라서 자주 소변을 보러 가게 되는데, 이런 현상은 노인들에게 빈번하게 발생하는 일이다. 노인들이 소변을 자주 보러 가는 이유는 빨간등반사가 몸에 누적되어 일어난 것이다.

복부 근육의 긴장은 소화와 배설에도 영향을 미친다. 만성적으로 복부 근육이 긴장하면 변비도 따라서 발생한다.

호흡계와 소화계 기능장애는 회피반응의 간접적인 영향으로 발생한다. 어떤 과정으로 이러한 일이 발생하는지 이해하지 못하는 사람들은 장부가 망가지고 퇴화되었다고 말하며 이를 '의료적인 문제'로 돌리게 된다. 하지만 회피반응 때문에 일어나는 문제는 '어쩔 수 없는 것'이 아니다. 그 문제들을 일으킨 신경근 반사를 통제하면 사라지게 할 수 있다.

다리와 무릎이 아픈 것도 노인들에게는 빈번한 일이다. 잘 관찰해 보면 노인들이 무릎을 약간 구부리고 걷는 것을 알 수 있다. 무릎이 구부러지면 바르게 펴고 걸었을 때 발생하는 무게분산 효과가 감소한다. 그리 되면 걸을 때 다리가 아닌 허벅지 근육이 무게를 감당하게 되고 허벅지에 만성적인 피로와 통증이 쌓인다. 게다가 무릎 관절을 덮고 있는 관절낭 아래쪽이 아파오며 염증반응이 발생한다. 이 부위는 허벅지 근육의 건이 와서 부착되는 부위이다. 관절 수술은 이런 문제에 대한 해결책이 아니다. 무릎을 똑바로 펴고 무게분산을 적절히 하며 다시 걸을 수 있게 되려면 빨간등반사를 극복해야 한다.

회피반응이 습관화 되면서 생기는 기능장애는 이 외에도 많이 있다. 이러한 기능장애는 전형적인 형태의 '의료문제'가 아니라, 한스셀리에가 말하는 '적응질환'이다.[3] 나는 셀리에의 의견에 전적으로 동의한다. 소마운동을 적절히 활용해 스트레스에 대한 적응능력을 높인다면 앞서 말한 질병들은 일어나지 않을 것이다. 하부 뇌에서 시작된 회피반응의 통제를 받던 근육들을 소마운동을 배우게 되면 의식적으로 통제할 수 있게 될 것이다.

회피반응은 어떻게 습관화되는가?

습관화habituation는 가장 단순한 형태의 '학습'이다. 이것은 지속적인 반복 때문에 발생한다. 반복이 계속해서 일어나면 그 패턴이 점차 무의식 상태에서 '학습' 된다. 습관화는 느리고 끊임없이 진행되는 적응 과정이며, 이 습관화로 인해 중추신경계에 특정한 패턴이 각인된다.

주변에서 회피반응으로 인해 자세가 틀어진 사람을 자주 보게 된다. 이것은 사실 안 좋은 자세의 반복이 그 사람의 신경근시스템에 각인되어, 습관화된 패턴이 겉으로 드러난 것이다. 구부정한 모습으로 서 있는 노인들은 그런 자세를 취하는 '습관'이 뇌회로에 형성되어있다. 이것은 신체 구조가 망가지거나 퇴화된 것이 아니다. 오히려 중추신경계에 기록된 잘못된 회로패턴이 문제의 원인이다. 이 사실을 이해하는 것이 엄청나게 중요하다. 왜냐하면 신체 구조가 정말 망가졌다면, 그런 노인들에게 지팡이와 보조기를 주는 것 외에는 별로 할 게 없기 때문이다. 하지만 구부정한 허리에 이런저런 질병을 앓고 있는 노인들의 문제가 잘못된 습관화 때문이라면 얼마든지 교정이 가능하다. 나이 든 사람들도 예전엔 자신의 근육을 제대로 통제할 수 있었다. 다만 일시적으로 잊어버린 것뿐이다. 그러므로 이 통제력은 학습으로 인해 다시 회복될 수 있다.

포유류의 회피반응으로 인한 습관화 현상에 대한 연구는 엄청나게 많다. 이 연구들에서는 인간을 포함한 모든 포유류의 중추신경계가 비슷하다고 한다. 그리고 빨간등반사가 어떻게 인간 신체에 각인되는지 보여준다.

포유류 집단에서 놀람반사가 작동하는 방식은 다른 동물들과 확연히 다르다. 구조가 단순한 동물들이 보이는 반사는 전부 아니면 전무all-or-nothing, 즉 양자택일 방식으로 층차가 없다. 하지만 다른 포유류들과 인간에게서 놀람반사는 하위 차원에서 상위 차원으로 올라가는 반응 층차가 있다. 층차에 따른 반응폭은 놀람반응이 시작될 때 발생하는 근수축 정도에 따라 정확하게 측정할 수 있다. 다양한 변수들이 이 근수축 반응에 영향을 미친다.

• 감각운동기억상실증의 원인

근수축 반응 정도는, 첫째로 뇌간 위에 어느 정도의 층차로 신경계가 쌓여 있느냐에 따라 결정된다. 뇌간 위에 쌓인 신경의 층차에 의해 놀람반사가 조절된다는 말이다. 놀람반사에 영향을 미치는 중요한 요소가 바로 기대expectation이다. 기대가 왜 중요한 요소인지에 대해서는 12장 전체를 활용해 설명하도록 하겠다.

기대는 회피반응놀람반사을 약화시키기도 하고 강화시키기도 한다. 예를 들면, 평소에 두려움이 없는 동물보다, 특정한 위협에 두려움을 느끼도록 사육된 동물에게 부정적 자극이 가해지면 놀람반사가 더 강하게 일어난다는 연구 결과가 있다.

이 현상은 인간에게서도 매우 흔하게 발견할 수 있다. 아이에게 무서운 이야기를 들려주고 긴장감이 고조되었을 때, 누군가 뒤로 살금살금 다가가 '악' 하고 소리를 지르면, 아이는 놀라서 펄쩍 뛰어오른다.

영화감독들은 대부분 서스펜스가 넘치는 장면으로 관객의 기대를 자극하는 법을 잘 안다. 그들은 관객의 긴장이 최고조에 오를 때를 기다려 갑자기 자극적인 장면을 첨가한다. 그러면 관객들은 회피반응이 발동해, 복부의 근육을 긴장시키고 폐 안의 공기를 밖으로 밀어내며 "으악!"하고 소리를 지른다.

인간은 하부뇌라고 부르는 뇌의 심층에 위치한 곳에서 시작하는 놀람반사에 영향을 받는다. 이곳에서 전달되는 신경 신호에 따른 근육의 움직임은 매우 민감한 근전도EMG, electromyograms 기구를 써야 겨우 측정이 가능할 정도로 미세하다.

캐나다의 연구원들은 매우 매력적인 연구를 했다. 그들은 실패에 대한 두려움을 유발시키는 도전적인 과제 상황에 피실험자를 놓고, 그의 근육 반응을 EMG로 측정하였다. 과제를 해결한 후 EMG 반응은 정상으로 돌아왔다.[4] 다른 실험에서는 피실험자의 이마 근육의 EMG 긴장도를 검사했다. 이마 근육은 빨간등반사에 아주 민감하게 반응하는 부위이다. 검사를 하면서 그에게 매우 스릴 넘치는 추리소설을 들려주었다. 이야기가 계속되는 동안 근긴장이 계속 높아졌다. 연구원들 눈엔 그의 근육이 마치 서스펜스가 주는 감정에 묶인 것처럼 보였다. 이야기가 클라이맥스에 이르고 위험한 상황이 해결되자 지속적으로 쌓였던 긴장이 갑자기 풀어지면서 EMG가 정상 수준으로 돌아왔다.

그런데 진행되는 도중에 이야기를 중단하면 쌓였던 근긴장이 계속 남아서 몇 시간이나 지속되는 현상이 관찰되었다. 캐나다 연구원은 이런 현상이 인간에게 나타나는 일반적인 경향이라는 사실을 알아냈다. 실패에 대한 두려움이 느껴지는 상황에서 긴장이 쌓이는데, 그 문제를 완료하지 않고 도중에 멈추면 긴장이 떨어지지 않고 남는다는 것이다. 이 결과는 매우 심오하다. 연구원들이 피실험자가 주어진 과제를 끝낸 후 칭찬하면 근긴장이 떨어졌는데, 반대로 힐책하면 근긴장이 남아있었다. 이것을 잔여긴장residual tension이라 한다.[5]

이 연구 결과에 따르면, 회피반응으로 긴장이 유발된 근육은 더 고위중추가 내리는 명령에 따라 적응 형태가 달라진다는 것을 알 수 있다. 다시 말해, 서스펜스와 두려움이 이미 누적된 상태에서는 회피반응이 더 쉽게 유발된다는 것이다. 또 다른 실험에서는 걱정이 많은 사람과 그렇지 않은 사람을 비교해 EMG를 측정했다. 실험을 하기 전부터 걱정이 많은 사람의 EMG 수치는 정상적인 사람에 비해 높게 나타났다. 실험 중에 갑자기 소리를 질러 두 사람의 반응 차이를 비교해 보았는데 이것 역시 매우 다르게 나타났다. 정상인의 근육은 소리를 갑자기 지른 후 약 0.5초 만에 원래 상태로 돌아왔는데, 근심걱정이 많은 사람의 근육에는 긴장이 여전

히 남아 실험이 진행되는 동안에도 계속 올라갔다.[6]

불행하게도 '진보된 문명사회'에서 산다는 것은, 부정적 자극인 디스트레스로 가득한 곳에서 사는 것과 같다. 이러한 사회에서는 근심과 걱정이야말로 화폐처럼 교환되는 수단이다. 대부분의 사람들은 긴장으로 가득찬 자신만의 스토리 안에서 사는데, 이 긴장은 쉽게 해소되지 않는다. 많은 사람들이 두려움을 가지고 살지만, 이 두려움은 또 다른 형태의 두려움으로만 극복할 수 있다. 삶에 대한 걱정, 가족에 대한 걱정, 재산에 대한 걱정, 집단 안에서 자신의 위치에 대한 걱정을 우리는 등에 지고 산다. 가정의 안전에 대한 두려움, 안전하게 거리를 확보하는 것에 대한 근심, 국가와 인류의 안전에 대한 걱정. 일, 고객, 은행, 금융회사, 국세청, 신문, TV 뉴스 등 이 모든 것들이 우리의 근심과 걱정을 부채질한다. 이러한 걱정으로 생긴 긴장은 우리의 턱, 눈, 이마, 목, 어깨, 팔, 가슴, 복부, 그리고 다리에 층층이 쌓여 '습관화' 된다.

복부 근육의 긴장은 발기부전impotence과 치질hemorrhoids을 일으키기도 한다. 이 두 문제는 심리학과 생리학의 중간쯤에 위치한다. 복부 근육이 만성적으로 수축하면 가슴을 서혜부와 치골 쪽으로 잡아당기게 된다. 문제는 여기서 그치지 않고 회음부와 사타구니를 연결하는 근육들 즉, 치골과 골반 기저부에 위치한 모든 근육들을 팽팽하게 만든다. 빨간등반사로 인해 복부 근육과 회음부 근육이 함께 수축하게 되는 것이다. 이로 인해 복강의 내부 압력은 높아지고 요도와 항문 주변의 괄약근이 반사적으로 수축하게 된다. 골반 기저부와 사타구니 주변의 긴장으로 인해 남성과 여성 생식기로 가는 혈관이 압박받아 혈류가 감소하게 되고, 발기를 유도

하는 신경 전달도 제대로 이루어지지 않게 된다.

발기부전은 복부와 사타구니에 만성 긴장이 있는 사람들에게 흔한 질환이다. 이들은 자신의 몸에 대한 근심걱정으로 호흡까지 얕아진다. 겉으로 보기엔 걱정하는 마음 때문에 일어난 심리학적 문제인 것 같지만 사실은 그렇지 않다. 감각운동기억상실증으로 통제력을 잃은 근육 때문에 발기부전이 생기는 경우가 더 많다. 만성 발기부전이 노인에게 많이 나타나는 이유이기도 하다. 하지만 나이가 들어 신체 퇴행degeneration이 발생해서 생긴 문제는 아니다. 앞에서 계속 이야기 했던 빨간등반사의 '습관화'로 비롯된 것이다. 그리고 이런 습관화는 극복할 수 있다.

만성적으로 복부와 회음부가 긴장하면 배변을 볼 때 항문 근육을 제대로 이완할 수 없게 된다. 이로 인해 괄약근 조이는 힘이 참을 수 없을 만큼 증가하게 되고, 항문 주변의 혈관을 압박해 치질로 이어진다. "화장실에서 일 볼 때 긴장을 푸세요" 라는 의사들의 조언이 겉으로 보기엔 그럴싸하지만 유용한 충고라고 보긴 어렵다. 왜냐면 강력해진 복부의 압력을 풀고 배변 보는 것 자체가 불가능한 상황이기 때문이다. 해결책은 명확하다. 빨간등반사로 인해 발생한 항문과 사타구니 근육의 긴장을 이완시키는 것이다. 항문과 사타구니 어느 한쪽 근육만 풀어서는 안된다. 빨간등반사로 인해 긴장된 모든 근육을 이완해야 한다. 문제가 되는 곳을 수술로 자르거나 늘리고 약물로 치료하는 것으로는 문제가 완전히 해결되지 않는다. 구조의 문제가 아니라 기능의 문제이기 때문이다. 괄약근 수축으로 치질이 생기는 것이 아니다. 빨간등반사 전체의 문제이다. 빨간등반사 자체를 통제하게 되면 항문의 긴장이 감소할 뿐만 아니라 발기부전도 개선된다. 얕아졌던 호흡은 깊어지고 구부정한 가슴이 펴지며 흉곽 안의 심장 기능도 좋아진다. 그리고 훨씬 더 많은 문제들이 함께 줄어들게 된다.

회피반응은 호흡과 심장 기능에 어떤 영향을 미치는가?

앞에서 이야기 했듯, 스트레스로 인한 문제는 정말 광범위하다. 하지만 많은 사람들이 신경근시스템과 스트레스의 연관성을 간과한다. 회피반응은 음성스트레스, 즉 부정적인 스트레스에 따른 근육의 일반적인 반응이다. 이 반응으로 인해 생기는 가장 주된 문제는 호흡기능저하이다.

심혈관계 질환은 현대를 살아가는 사람들에게 매우 흔한 문제다. 그런데 스트레스와 심장 기능의 관계에 대한 연구에서 많은 연구자들이 호흡의 중요성을 간과하는 것은 이상한 일이다.[7] 그들은 호흡이 심혈관계 연구에서 중요하지 않거나, 별로 큰 변수가 되지 못한다고 생각한다. 심장과 폐는 직접적으로 연결되어 있는 기관이라는 점을 고려해 볼 때 이것은 매우 실망스런 태도이다.

심장의 오른쪽 방으로 들어간 혈액은 폐를 거치면서 풍부한 산소를 머금은 후 다시 심장 왼쪽 방으로 들어간다. 심장의 오른쪽과 왼쪽은 폐를 통해 연결되어 있다. 따라서 호흡은 당연히 심장 기능에 영향을 미친다. 기침, 한숨, 숨을 헐떡이거나 멈추는 것은 심장 관상동맥의 활동과 밀접한 관련이 있다. 그런데 과학자들은 폐와 심장의 관련성을 무시해왔다. 왜일까? 그건 아마도 과학자들이 스트레스와 신경근 반응 사이의 관계를 별로 중요하지 않게 생각한 데서 기인했을 것이다. 하지만 한스 셀리에와 최근 연구자들은 이들의 관계에 많은 관심을 기울이고 있다. 이것은 당연한 일이다.

빨간등반사의 영향력을 덜 받은 사람들은 복부 근육의 긴장이 상대적으로 약하다. 그들은 횡격막을 제대로 활용한 호흡을 한다. 횡격막호흡diaphragmatic breathing 은 숨을 들이쉴 때 복부의 앞과 옆이 팽창하는 호흡이다. 이렇게 깊은 호흡을 하면 심장 기능이 다음과 같이 좋아진다.

1. 심박수 감소
2. 심박출량 감소
3. 말초혈관의 수축기혈압 감소
4. 부교감신경에 의해 심혈관계 순환
5. 호흡성동성부정맥에 의한 심장 박동[8]

호흡성동성부정맥respiratory sinus arrhythmia은 호흡 상태에 따라 심박수가 달라 지는 현상이다. 심박수는 들숨에 빨라지고, 날숨에 느려진다. 이것은 이완을 담당 하는 부교감신경이 투쟁 – 도피 반응fight or flight response을 담당하는 교감신경을 지배하기 때문에 일어나는 현상이다. 심박수가 올라갔다 내려오는 것과 호흡수는 서로 관련을 맺으며 1분에 6회 정도의 주기를 보인다.

5번은 심혈관계가 스트레스를 받지 않는 상황에서 일어나는 정상 반응이며, 횡격막호흡이 억제되지 않은 결과이다. 호흡성동성부정맥으로 심혈관계 내의 압 력이 오르내리고, 혈류의 순환에 주기적인 변화가 생긴다. 이에 따라 혈관벽에 부드러운 자극이 가해져 노폐물을 씻어내게 된다. 따라서 혈관은 부드럽고 탄력적인 상태를 유지한다.

호흡성동성부정맥이 정상적으로 일어난다는 것은 관상동맥이 건강하다는 증거이다. 반대로 호흡성동성부정맥이 없으면 관상동맥질환을 의심해볼 수 있다. 나이가 들면서 호흡과 심장 기능 사이의 건강한 연결고리가 약해지는 현상은 쉽게 볼 수 있다.

나이가 들면서 심장박동에 이상이 생기고 호흡이 빨라지는 현상은 왜 일어나는 걸까? 호흡성동성부정맥이 없어지면 무슨 일이 발생할까? 그리고 어떤 정신생리학적 상태가 이렇게 건강하지 않은 상태에 직접적으로 관여할까? 스트레스를 받아 회피반응이 생기면, 복부 근육이 긴장하면서 호흡이 얕아진다. 이 반응이 반복적으로 일어나면 습관화된다. 그리고 점차 몸에 긴장이 누적되면 호흡은 얕아지고 빨라진다. 이런 현상을 과호흡hyperventilation이라 한다.

미니애폴리스 – 세인트폴Minneapolis–St.Paul 병원 관상동맥 치료실에 입원한 심장마비 환자 153명을 대상으로 실험을 했다.[9] 이 실험에 참가한 환자들이 어떤 방식으로 호흡하는지 알아보는 실험이었다. 정상적인 횡격막호흡을 하는지, 아니면 얕은 호흡을 보충하려고 흉곽을 강압적으로 끌어올리면서 하는 흉추호흡thoracic breathing을 하는지 검사했는데 결과는 놀라웠다. 153명 전원이 흉추호흡을 하고 있었다.

과호흡은 호흡이 과도하게 일어나는 현상을 말한다. 과호흡이 일어나면 가슴에 통증이 증가하고, 가슴 두근거림이 생기며, 동맥 혈관이 좁아진다. 이 현상은 관상동 맥질환 위험이 있는 A형 행동양식[ii]을 지닌 사람들에게서 특징적으로 나타난다.[10]

과호흡은 원인을 알 수 없는 본태성고혈압essential hypertension과도 직접적인 연관이 있다. 고혈압을 지닌 약 80~95퍼센트의 사람들이 신장 기능장애 등 원인을 알 수 없는 질환에 시달린다고 한다.[11]

하지만 충분한 실험으로 증거가 확보된다면 우리는 과호흡증후군hyperventilation syndrom의 원인이 빨간등반사라고 추정해 볼 수 있을 것이다. 물론 빨간등반사에 많은 사람이 관심을 가지고 있는 것도 아니고, 아직까지 연구도 충분치 않지만, 이 반응은 현대 사회를 살아가는 사람들에게 너무도 고질적으로 나타난다. 빨간등반 사가 습관화되면 과호흡을 유발하는 얕은 흉추호흡이 발생한다. 다음은 과호흡으 로 인해 일어나는 사건들이다.

1. 심박수 증가

2. 심박출량 증가

3. 호흡성동성부정맥 억제

4. 심장 기능을 조절하는 부교감신경 기능이 떨어지고 교감신경 작용력 증가

5. 동맥 내 이산화탄소 농도 감소, 수소이온농도 변화, 대뇌와 피부로 가는 혈관수축

---

ii A형 행동양식Type A behavior pattern은 두 명의 심장전문의가 자신들이 치료하던 환자들의 특이한 행동양식 을 연구하여 내놓은 이론이다. 연구에 따르면 심장질환을 가진 환자들 대부분이 바로 A형행동양식의 소유자들이 었다고 한다. 이 유형의 사람들은 지나치게 경쟁적이며, 자신에게 가혹하다. 성격이 급하며 공격적이고, 항상 시간 에 절박감을 가지고 있다. 화를 잘 내며, 행동하고 있지 않으면 초조해 한다. 그리고 쉬는 시간도 없이 일만 하는 특징을 지녔다. 이들은 혈중 콜레스테롤 수치가 높고 고혈압이며 흡연을 많이 하는 성향을 지녔다고 한다.

이 문제에 대해서는 드파레스Defares와 그로스만Grossman의 연구가 매우 심도 깊다. 이들의 논문은 과학적 어조로 핵심을 관통하며 다음과 같은 결론을 내린다.

"우리들의 연구는 A형 행동양식을 지닌 환자들의 위험을 관리하는데 있어 매우 흥미로운 가능성을 제시한다. 호흡 속도를 느리고 깊게 만드는 호흡요법을 전략적으로 활용한다면 A형행동양식을 보이는 사람들 치료에 매우 효과적일 것이다... 호흡패턴을 상대적으로 안정된 상태로 만드는 것은 가능하다. 그런 '요법'이 있다면 A형 행동양식이 보이는 심리적인 문제뿐만 아니라 관상동맥질환의 위험도 낮출 수 있을 것이다."[12]

소마운동이 바로 빨간등반사로 인해 생기는 문제들을 해결하기 위해 고안된 '요법'이다. 드파레스와 그로스만 연구의 결론은 근심과 걱정 없이, 건강한 인간으로 호흡할 수 있다는 희망을 심어준다.

초록등반사
The Green Light Reflex

척추 근육과 행동반응

사람들은 자신이 하고 있는 행동이 인지하지 못하는 사이 일어나고 있다는 것을 알고 나면 항상 놀라곤 한다. 왜냐하면 어른들은 대부분 자신의 행동을 스스로 의식하고 있다는 환상에 빠져있기 때문이다. 이들에게 있어 무의식적인 행위는 무능하고 무책임한 어른의 상징과도 같다. 그럼에도 불구하고 무의식적 행동은 우리의 삶에서 흔하게 이루어진다. 그 중 하나가 이미 잘 알고 있는 회피반응이다. 내가 빨간등반사로 부르는 이 반응은 근심걱정이 쌓여 복부, 어깨, 목이 긴장하는 현상이다. 하지만 이것 말고도 또 다른 형태의 반사가 있다. 빨간등반사는 인간을 회피 withdraw하게 만들지만, 이 반사는 행동 act하게 한다. 초록등반사가 바로 그것이다. 초록등반사는 현대 사회에 매우 필요한 요소이다. 경제가 제대로 돌아가려면 온 국민이 이 반사에 의해 긍정적인 자극을 받아야 한다. 초록등반사는 현대인들의 일상적인 생활과 밀접한 연관성을 지닌다. 알람에 맞춰 일어나서 달력을 보고, 커

• 감각운동기억상실증의 원인

피를 마시며 할당량을 채우고, 판매수수료를 받으며 마감을 지켜 일을 마무리 하는 대부분의 행동 밑에 깊게 깔려있는 반사이다.

미국 성인들의 80퍼센트 이상이 요통에 시달리고 있다. 얼핏 보면 기술의 진보는 요통의 증가와 관련이 있는 것 같다. 인간들은 허리 아프게 막노동을 하던 상태에서 탈출해 과학기술의 혜택을 받는 사회에서 살게 되었다. 하지만 아이러니 한 것은 이렇게 진보된 사회에서 살게 된 것에 대한 보상으로 요통을 갖게 되었다는 것이다. 20세기의 의학적 발전으로 인간의 수명은 유전자가 허락하는 한계까지, 과거에 비해 엄청나게 늘어났다. 하지만 발전된 사회에 사는 성인들 대부분이 머리, 목, 어깨, 척추, 엉덩이 등에 이해할 수 없는 만성 통증을 가지고 살아가게 되었다.

르네 까이에René Caillet는 유명한 재활치료 분야 전문가이다. 그는 다음과 같이 말한다.

"요통은 현대인에게 있어 풀기 어려운 수수께끼이며 전문가들에게는 커다란 딜레마이다."[1]

그의 말처럼 요통은 사람들이 가장 병원 신세를 많이 지게 하는 문제이다. 또한 회사원들이 가장 흔하게 결근하는 핑계이기도 하다.[2] 요통은 보험회사, 제약회사, 병원에 막대한 이윤을 안겨주는 질환이다.

이토록 많은 사람들을 아프게 하고 괴롭히며, 막대한 비용을 지불하게 만들면서도 제대로 그 원인도 모르고, 마땅한 대처 방안도 없는 것이 또 있을까? 요통을 연구하고 실제로 치료하는 사람들은 왜 그렇게 묘안을 내지 못하는 걸까? 요통은 의료 영역에서는 수수께끼이며 골치 덩어리인 것이 분명하다.

이 질문에 대한 답은 앞에서 이미 언급했다. 인간이 살아가면서 하는 중요한 것들을 대부분 제대로 의식하지 못하고 한다는 것. 이 사실은 너무나 명확하다. 신체의 움직임 대부분은 무의식적으로 이루어지고 있고 우리는 그것을 거의 인지하지 못하고 있다.

각 분야의 리더들과 의료 전문가들은 이렇게 의식하지 못하고 일어나는 움직임 때문에 통증이 유발된다는 사실을 알면 깜짝 놀라곤 한다. 자신을 괴롭히는 일들이 무의식중에 발생한다는 사실을 알게 되면 그들은 스스로가 무능하고 자유의지가 없는 것처럼 느낀다. 하지만 실제 문제는 이보다 더 심각하다.

우리가 요통 문제를 아직까지 해결하지 못한 것은 그것에 대한 이해가 부족했기 때문이다. 그러한 이해 부족은 요통의 원인이 감추어져 있기 때문이다. 다시 말해, 의식적인 통제가 일어나는 대뇌피질 아래, 무의식 레벨에 문제의 원인이 놓여 있다는 것이다.

문제는 하부뇌 깊숙이 숨어 있다. 이곳에서 일어나는 일은 무의식적이고 반사적이다. 매 순간 들이마시는 공기처럼 너무나 익숙해져 있으며 눈에 보이지도 않는다.

초록등반사는 요통의 원인이 되기도 하지만, 행동action을 준비한다는 면에서 어떻게 보면 매우 긍정적인 기능을 갖고 있는 것처럼 보인다. 우리가 살아가는 이 사회는 반복되는 프로그램으로 돌아간다. 인간은 이 계획된 사회 안에서 정확히 스케줄된 행동에 따라 경제활동을 한다. 행동을 준비하게 만드는 이 행동반응action response이야말로 우리 사회를 부드럽게 돌아가게 만드는 윤활유처럼 보인다. 초록등반사, 또는 행동반응은 이렇게 반복되는 일상이 습관화되면서 안 좋은 쪽으로 자극 받는다.

척추 문제를 일으키는 이러한 초록등반사의 특질을 이해하지 못한다면 과학자들이 이야기 하는 것처럼 '수수께기'의 미로를 헤매게 될 것이다. 르네카일리는 다음과 같이 말한다.

"요통증후군은 보편적인 기준도 없고, 일반화된 법칙도 없는 수수께끼이다. 증후군syndrome이라는 단어에는 원인도 모르고 이해하기도 힘든 질환이라는 의미가 담겨 있다. 따라서 요통증후군은 그 원인이 불명확한 허리 통증이라는 뜻이다. 원인을 알 수 없는 수많은 메커니즘, 원인을 알 수 없는 수많은 치료를 설명하는 용어가 의료 분야에 난무한다. 요천추염좌, 안정성이 감소한 척추, 디스크로 인한 요추질환, 후관절증후군, 이상근증후군, 장요인대염좌, 요방형근 통증, 근막염, 척추협착증, 퇴행성디스크, 광배근증후군, 추간공인대이상, 다열근삼각부증후군 등 이외에도 엄청나게 많은 '애매모호'한 용어들이 존재한다.

이들 질환을 각각 평가하고 진단해 치료하지만 그 성공률은 천차만별이다. 경막 외 부신피질 호르몬 주사, 수기요법, 척추 신경근 절단 수술, 전기소작법, 화학요법, 척추 후관절 주사법 등이 이들 증후군의 치료에 활용된다. 여기에 장시간 푹쉬는 방법과 자세훈련, 견인요법, 약물치료, 체계적인 운동요법 등이 첨가된다."[3]

어떻게 보면 이런 방법들은 새가 어디로 날아갔는지 모르니 모든 방향으로 총을 쏘는 것에 비유할 수 있다.

건강전문가들이, 많은 사람들에게 공통적으로 나타나는 요통 같은 증상들을 설명하려 할 때 곤란을 겪는 이유를 알겠는가? 오랫동안 의료계는, 요통은 나이가 들면 누구나 걸리는 것이고 따라서 피해갈 수 없는 것이라는 '신화'를 생산해왔다.

이렇게 불합리하지만 널리 퍼져있는 비과학적인 관념을 의사 레온 루트Leon Root는 다음과 같이 간결하게 정리한다. "인간이 네발로 기는 동물에서 두발로 걷는 존재가 되면서 허리 구조의 변화가 진행됐다. 이것이 논쟁의 여지없이, 인간에게 요통이 많은 이유이다."[4]

루트 박사의 말은 논쟁의 여지없이 난센스다. 왜냐하면 이것은 요통의 명확한 원인을 알 수 없으니 그 비난의 화살을 신과 진화에 돌리는 행위이기 때문이다. 인간은 직립 자세를 갖게 되기까지 돌연변이와 자연선택의 험난한 과정을 거쳐 왔다. 이 과정에 막대한 진화적 이익을 챙긴 인간이 요추의 디자인이 잘못되었다고 신과 진화를 탓하는 것은 현명한 처사가 아니다.

인간의 척추는 믿기 어려울 만큼 놀라운 구조로 되어있다. 에너지 효율을 높여 최대의 가동성을 확보하기 위해 척추의 중력중심부는 가능한 높게 디자인 되어있다. 수직으로 배열된 척추는 인간의 보행을 원활하게 하고 인간만이 지닌 독특한 손과 뇌를 진화시키는 기반이 되었다.

척추에서 생기는 원인불명의 통증에 대한 잘못된 생각은 노화에도 이어진다. 나이가 들어 몸의 구조가 붕괴되는 현상은 피할 수 없다는 생각이 그것이다. 둘 다 착각이다. 요통증후군이 많은 이유는 구조 붕괴 때문이 아니라 기능 붕괴 때문이다. 이것이 핵심이다. 구조가 망가지면 원래대로 돌아갈 수 없지만, 기능이 문제라면 얼마든지 개선 가능하다.

• 감각운동기억상실증의 원인

란다우반응과 어른들의 책임감

인간은 태어난 첫 해부터 모험을 시작한다. 이것은 척추 근육을 발견하는 탐험이다. 초록등반사를 발견한 시점이 이 모험에서 가장 흥미로운 순간이다. 초록등반사가 튀어나오는 순간, 모험을 시작한지 얼마 안된 아이는 공간 안에서 자신의 몸이 움직이는 감각에 전율하게 된다. 이 감각을 발견한 흥분은 일생을 통해 지속된다.

막 태어난 아이는 아무런 힘도 없이 몸을 앞으로 숙이는 동작으로 어머니를 꼭 껴안고 있다. 머리도 들 수 없고, 허리도 펴지 못한다. 자리에 앉게 하면 몸통을 지지하지 못해 앞으로 꼬꾸라진다. 아직 등의 근육이 제 기능을 하지 못하고 있는 것이다. 태어난 후 처음 몇 주는 몸의 앞쪽 근육이 훨씬 활성화되어 있다. 뒤쪽 근육은 말 그대로 잠을 자고 있다.

하지만 오래지 않아, 약 3개월 정도가 지나면, 이 아이는 뭔가 놀랄만한 행동을 한다. 자신의 커다란 머리를 들어올리기 시작하는 것이다. 이 일이 마치 세상에서 가장 중요한 일인 것처럼 용을 쓴다. 아이를 바닥에 엎드려 놓으면 머리를 지면과 수직으로 들어 올리고 눈과 입은 수평이 된다. 이런 변화 때문에 아이는 두 가지 놀라운 기술을 배우게 된다. 첫째는 머리의 균형감각을 배우는 것이고, 둘째는 시선 높이를 수평으로 유지하는 감각을 익히는 것이다. 이 기술은 인간에게 있어 다른 무엇보다도 중요하다. 머리를 들어 올려 지면과 수평, 수직을 맞추게 되면서 아이들은 나중에 습득하는 직립standing과 보행walking 기능의 기반을 다지게 된다. 이 기술은 유전적으로 프로그램된 것이기 때문에 인간은 평생에 걸쳐 활용하게 된다.

머리를 들어 올려 균형을 맞추는 것은 더 큰 모험을 위한 전채 요리일 뿐이다. 아이는 이제 목 뒤쪽 근육을 수축할 수 있게 되었다. 하지만 아직 그 아래쪽까지는 움직일 수 없다. 유전자에 각인된 프로그램에 따라 온 몸을 꼼지락거리며 앞뒤로 꿈틀대다 약 5개월 정도에 이르면 승리의 순간이 찾아온다. 바로 허리에 아치를 만들며 몸을 뒤로 휘는 놀라운 일을 할 수 있게 되는 것이다. 이것뿐만이 아니다. 아이는 팔과 다리를 동시에 들어서 쭉 펼 수 있게 된다.

이 현상은 태어난 후 약 5~6개월 사이에 발생한다. 중력에 저항하는 새로운 반응인 란다우반응Landau reaction이 일어나는 것이다.(그림 16a) 이 반응으로 인해 아이는 자신의 손을 가슴 밑에 넣고 상체를 들어 올릴 수 있게 된다. 머리를 들고, 생애 최초로 허리를 펴며 다리를 뻗는다. 이때 직립과 보행에 필요한 근육이 살아나기 시작한다.

　　란다우반응이 일어나는 시기는 아이들 발달에 있어서 핵심적인 단계이다. 생후 6개월이 이 지났는데도 란다우반응이 없으면(그림 16b), 뇌성마비와 같은 심각한 문제가 있다는 증거이다. 하지만 이 반응이 제대로 발달하면 아이는 6개월 이후부터 배를 바닥에 대고 머리를 들고서 수영하듯이 팔다리를 휘저으며 움직인다. 강력한 허리 근육이 이런 움직임을 가능하게 만든다.

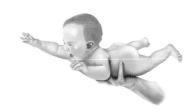

그림 16a 란다우반응

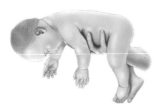

그림 16b 란다우반응이 없는 경우

란다우반응이 일어났다는 것은 아이가 이제 수영하는 동작보다 더 스릴 넘치는 무언가를 할 수 있게 되었음을 의미한다. 허리에 아치를 만들고, 굽은 무릎을 쭉 편 채로 바닥을 밀며 앞으로 나갈 수 있다는 것은, 이제 공간 속에서 자신을 움직일 수 있다는 뜻이다. 초록등반사를 완전히 발견하게 된 것이다. 이전까지 아이는 나무처럼 자신을 한 지점에 뿌리 내리고 있었다. 하지만 아이는 이제, 새가 자라 보금자리의 어미 품을 떠나듯, 자신의 목적지를 향해 나아가게 되었을 뿐만 아니라, 자신만의 목적지를 선택할 수 있는 능력도 생기게 되었다. 허리 근육을 분주하게 움직이면서 다리를 펴고 스릴 넘치는 모험을 할 수 있게 된 것이다.

허리 근육의 수축은 란다우반응의 시작을 알리는 지표이다. 골반과 척추를 연결해주는 요추 주변 근육이 수축함으로써 아이는 상승going up과 전진going forward이라는 두 가지 맛깔나는 감각을 동시에 습득하게 된다. 또한 허리 근육의 수축은 목, 어깨, 엉덩이, 그리고 허벅지 근육과 서로 협력해서 수축한다. 이들은 모두 란다우반응의 일부분이며 직립과 보행을 하는 데 필요한 요소들이다.

초록등반사는 빨간등반사의 반대편에 위치해 있다. 이 둘은 근육의 움직임과 적응 기능에서 모두 반대이다. 빨간등반사는 신체 전면의 굴곡근을 수축해서 몸통을 굽게 하지만, 초록등반사는 신체 후면의 신전근을 수축해 몸을 들어올리고 허리를 펴게 한다. 빨간등반사는 세상이 주는 자극에서 회피하여 몸을 보호하는 기능을 하는 반면, 초록등반사는 확신에 찬 행동을 일으킨다. 전자가 우리를 멈추게 한다면, 후자는 가게 만든다. 따라서 이 둘은 균형을 이루며 생존환경에서 잘 헤쳐 나갈 수 있게 해준다. 둘 모두 인간의 웰빙에 중요한 요소이다.

이 두 반사가 활성화되기 위해서는 에너지 소비가 일어나야 한다. 한스 셀리에는 스트레스를 좋은 일에 대한 반응에서 오는 것과 나쁜 일에 대한 반응에서 오는 것으로 나눈다. 빨간등반사와 초록등반사는 둘 다 스트레스 때문에 생긴다. 셀리에의 분류를 따르자면, 빨간등반사는 음성 스트레스인 디스트레스distress 그리고 초록등반사는 양성 스트레스인 유스트레스eustress와 관계를 맺는다. 그러므로 초록등반사, 다시 말해 행동반응은 양성적인 에너지 소비로 인해 일어난다.

6개월이 되면서 란다우반응은 점점 강해져서, 아이는 얼마 안되어 몸통을 앞뒤로 뒤집을 수 있게 된다. 8개월 된 어린 여자아이는 균형을 유지하고 앉거나, 벌써부터 무언가를 잡고 일어서려 한다. 9개월이 되면 손과 무릎을 이용해 기어 다니다가 곧 손과 다리로 바닥을 딛고 움직인다. 10개월이 되면 몸을 고정한 후 돌려서 뒤를 볼 수 있고 가구를 잡고 천천히 걷는다. 이런 일이 가능해지면 아이들은 이제 달리고 싶어 한다. 탐험과 발견의 신세계, 스릴 넘치는 움직임의 세계가 눈앞에 활짝 펼쳐져 있는 것이다.

유아에서 소아를 거쳐 청소년이 되는 동안 인간은 엄청나게 활동적이다. 행동반응이 촉발되면서 그들은 세상 속으로 돌진한다. 허리에 중심을 두고 있는 초록등반사가 무의식중에 이들을 떠밀며 삶에 유익한 움직임을 할 수 있도록 해준다. 아이들은 탐험에 열광한다. 그들의 활동은 자발적이고 매우 즐거운 상태에서 이루어진다. 하지만 이들은 자라면서 점점 다른 종류의 활동, 즉 책임responsibility 있는 행동을 강요받으며, 해야만 하는have to do 일이 있다는 것을 깨닫게 된다. 숙제를 해야 하고, 집안일을 해야 하며, 목욕을 해야 한다. 그리고 학교에도 가야 한다. 점점 자발적인 동기에 따라 즐거운 상태에서 할 수 없는 행동이 늘어난다. 그들은 이런 행동을 하는 것이 '책임 있는 어른'이 되는 과정이라고 생각하게 된다.

어른은 자신이 원하든 그렇지 않든 생계를 꾸려 나가야 하고 자기 자신을 돌볼 수 있어야 한다. 초록등반사가 여전히 계속되고 있지만, 스릴 넘치는 느낌은 사라진 지 오래다. 허리의 근육 사용법은 이제 완전히 마스터했지만, 이 반사는 책임 있는 어른의 행동을 지속적으로 촉구한다. 책임이 늘어날수록 허리 근육은 점점 더 자극을 받게 된다.

노화의 스트레스적인 측면이 우리의 생각보다 훨씬 일찍, 보통 청소년기 때부터 시작된다는 사실을 알아야 한다. 어른의 역할은 문화권마다 다르다. 어떤 곳은 다른 곳보다 훨씬 어른으로서의 스트레스가 많다. 현대 사회에서 어른은 엄청난 스트레스를 안고 살아간다. 알람 소리에 맞추어 일어나서 달력을 보고, 여러 잔의 커피를 마시며 하는 일 모두가 어른의 역할에 부가된다. 습관적으로 행하는 어른의 업무를 통해 막대한 스트레스가 허리 근육에 누적된다.

우리가 사는 사회에서 대부분의 사람들은 이른 나이에 늙는다. 과학 기술의 발달로 수명은 늘어났지만 불편과 피로한 삶이 우리를 기다리고 있다. 현대 사회는 초록등반사가 만들어내는 에너지를 공급받으며 쉴 새 없이 돌아간다. 이렇게 끊임없이 반복되는 일상이 초록등반사로 인한 근수축을 우리 몸에 습관화시킨다. 행동반응이 느리지만 지속적으로 일어나며, 관련된 근육의 움직임을 느끼지 못하게 만든다. 이로 인해 근수축은 무의식 상태에서 이루어지고 자연적으로 감각운동기억상실증이 발생한다. 감각운동기억상실증이 발생하면, 우리는 더 이상 초록등반사를 통제할 수 없게 되고, 이로써 머리와 목 뒤쪽, 어깨와 등 뒤쪽, 허리와 엉덩이에 끊임없이 피로와 통증을 느끼게 된다.

• 감각운동기억상실증의 원인

Chapter 10

신경근 스트레스의 합: 노인자세와 다크바이스[i]
——— The Senile Posture & the Dark Vise ———

스트레스로 인해 발생하는 근육 반사를 살펴봄으로써 우리는 다음과 같은 통찰을 얻을 수 있었다. 즉, 두 개의 중요한 반사가 스트레스로 인해 촉진되고, 이들은 인간이 나이 들면서 경험하는 전형적인 신체 기능장애를 설명해준다는 것이다.

빨간등반사와 초록등반사(그림 17, 18)는 둘 다 기본적인 적응반사adaptive reflexes이며 인간의 중추신경계에 깊이 각인되어 있다. 이 반사들을 이해하면서 한스 셀리에가 이야기 했던 스트레스 반응을 좀 더 온전하게 파악할 수 있게 되었다.

---

i 바이스vise는 공작물을 물리는 공구이다. 물체를 꽉 물려서 고정해놓고 다듬고 조립하기 편하도록 해주는 기구이다. 다크바이스dark vise는 어둠의 공포가 꽉 물고 놔주지 않을 것 같은 느낌을 준다. 토마스 한나는 빨간등반사와 초록등반사가 몸의 앞뒤에서 동시에 발생해 근육이 긴장된 것을 마치 바이스가 꽉 물고 있는 것에 비유한다. 이 두 반사가 동시에 진행되면 몸은 점점 노인자세senile posture로 변해가고, 이와 관련된 다양한 병리 현상이 발생한다.

이러한 이해를 통해 우리는 얼마나 오래 살았느냐는 것보다, 살아오면서 어떤 일들을 겪었느냐는 것이 건강과 행복을 결정하는 중요한 요소라는 것을 알게 되었다.

이 두 적응반사는 단일 종으로서 그리고 하나의 개체로서 인간의 생존에 매우 중요한 요소이다. 이들의 작용으로 인해 인간은 위협적인 환경에서 자신을 보호할 수 있고 또 기회의 세상으로 나아갈 수 있다. 이 두 반사는 음식과 호흡만큼이나 인간의 삶에 필수적인 요소이다.

인간이 나이 들면서 겪게 되는 일반적인 문제들은 회피반응과 행동반응이 결합되어 나타나는 결과이다. 이 두 근육 반응을 비교해 보면 당신은 이들이 서로 반대 방향에서, 반대되는 힘으로 서로를 당기며, 방어와 행동이라는 반대되는 기능을 하고 있다는 사실을 알게 될 것이다. 이들 반응에는 머리에서 발끝까지 모든 근육이 관여하고 있으며 또한 중추신경계 전체가 참여하고 있다. 그리고 부정적인 회피와 긍정적인 행동이 같이 동원된다는 점에서 합쳐서 소마반응somatic response이라고 할 수 있다.

만일 우리가 3자의 관점에서 객관적으로 이 소마반응을 바라보면, 단지 근육의 움직임만을 보게 된다. 하지만 1자의 관점에서 주관적으로 바라보면, 이러한 근육의 움직임에 특별한 감정과 감각이 함께한다는 사실을 알게 된다.

둘 중 어떤 반사가 일어나더라도 몸 전체의 근육은 영향을 받는다. 모든 근육들은 그 근육의 반대쪽에서 균형을 잡아주는 짝이 존재한다. 주동근agonist에는 길항근antagonist이 있다. 예를 들어, 상완이두근위팔두갈래근이 굴곡하면 이 근육의 길항근인 상완삼두근위팔세갈래근이 자동적으로 신전한다. 넓게 보면, 몸 앞면 전체를 담당

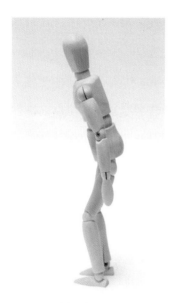

그림 17. **빨간등반사**

하는 빨간등반사와 관련된 근육들이 수축하면, 뒤쪽 전체를 담당하는 초록등반사와 관련된 근육들이 길항근이 되어 늘어나게 된다. 이것은 우리 몸의 모든 주동근과 길항근이 동시에 작용한다는 의미이다.

머리에서 발끝까지 빨간등반사는 다음과 같은 움직임에 관여한다.

"눈감기, 턱과 얼굴 근육 수축하기, 목을 앞으로 끌어당기기, 어깨 들어올리기, 팔꿈치 굽히기, 주먹쥐기, 가슴을 평평하게 만들기, 복부 근육 긴장시키기, 횡격막을 수축시키고 호흡 참기, 괄약근·항문·요도를 포함한 회음부 수축하기, 소둔근 수축으로 허벅지를 내회전시키기(안짱다리pigeon-toed), 허벅지 안쪽으로 모으기, 슬굴곡근을 수축시켜 무릎을 구부정하게 만들기, 발을 내번·외전·족배굴곡 시켜 발바닥 아치 세우기."

이러한 움직임 때문에 일어나는 감각 피드백은 빨간등반사로 인한 주관적인 느낌을 형성한다.

머리에서 발끝까지 초록등반사는 다음과 같은 움직임에 관여한다.

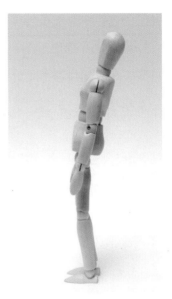

"눈뜨기, 턱과 얼굴 근육 펴기, 목을 뒤로 끌어당기기, 어깨를 아래로 끌어당기기, 팔꿈치 펴기, 손가락 펴기, 가슴 펴기, 복부 근육을 늘어나게 하기, 횡격막을 이완시켜 호흡을 편안하게 하기, 괄약근·항문·요도를 포함한 회음부 이완시키기, 대둔근을 수축해 허벅지를 신전하기, 중둔근 수축으로 허벅지를 외회전시키기(오리발ducklike feet, 평발), 허벅지 바깥으로 벌리기, 대둔근 수축으로 무릎을 과신전 시키기, 발을 내전·족저굴곡 시키기."

그림 18. **초록등반사**

이러한 움직임 때문에 일어나는 감각 피드백은 초록등반사로 인한 주관적인 느낌을 형성한다.

하지만 주동근과 길항근 사이에 이렇게 시소처럼 이상적인 형태의 균형은 실제로 나이가 들어가면서 일어나는 것과 조금 다르다. 어린아이는 성장하면서 빨간등반사와 초록등반사를 유발하는 다양한 위협에 여러 번 노출된다. 이런 위협이 반복적으로 쌓여 각각의 반사가 차츰차츰 몸에 습관화 된다. 처음엔 작지만 그 주기와 강도가 증가하면서 반사에 따른 수축이 지속적으로 몸에 각인된다. 점차 빨간등반사와 초록등반사는 서로를 간섭하게 되며, 한 쪽이 부분적으로 수축하면 다른 한쪽은 완전한 수축을 못하게 된다.

이게 바로 신경근 스트레스의 합the sum of neuromuscular stress이다. 두 개의 반사가 서로 반대편에서 만성적 수축을 쌓아 나가다 근육의 움직임 자체가 없어지는 상태가 되는 것이다.

그림 19c에 보이는 노인자세는 두 개의 반대되는 반사가 합해져 생긴 것이다.(그림 19a, 19b) 이 사진은 수백만 명의 노인들에게서 볼 수 있는 매우 전형적인 자세이며, 빨간등반사와 초록등반사가 합해져 긴장이 쌓인 모습을 잘 보여준다. 초록등반사에 의해 척추 근육이 강력하게 수축하면 허리와 목에 커브가 생긴다. 하지만 빨간등반사로 인해 복부와 어깨 근육이 강하게 수축하면 몸통 전체가 앞으로 기울고, 허리와 어깨는 둥그스름해지며, 머리는 앞으로 이동하게 된다.

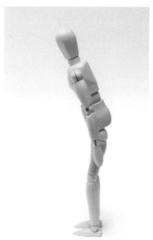 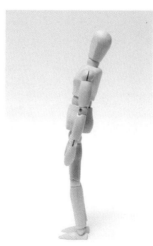 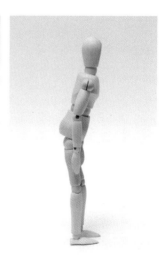

그림 19a. **빨간등반사**   그림 19b. **초록등반사**   그림 19c. **노인자세**

이들은 모두 극단적인 형태의 자세이다. 따라서 각각의 유형이 명확하게 드러난다. 하지만 실제 인간 몸은 다양하기 때문에 이 세 형태가 여러 조합을 통해 나타난다. 어떤 때는 빨간등반사가 우세해서 훨씬 더 굽은 노인자세가 되기도 하고, 때로는 초록등반사가 우세해서 허리, 늑골, 목의 커브를 더 크게 만든다. 빨간등반사와 초록등반사의 조합이 어느 정도로 일어나든, 반복되는 스트레스의 누적으로 몸은 점차 비틀리고 노인자세에 더욱 가까워진다. 이런 현상은 인간이 나이 들면서 일어나는 전형적인 모습이다. 하지만 노인자세를 가진 사람에게 일어나는 다양한 문제의 원인은 신경근 스트레스가 쌓여 습관화되었기 때문이다. 이들에게 일어나는 병리적인 현상은 다음과 같다.

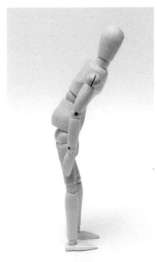 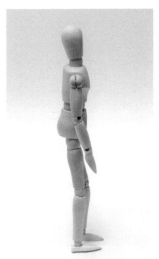

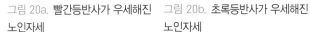

그림 20a. **빨간등반사가 우세해진** 노인자세

그림 20b. **초록등반사가 우세해진** 노인자세

1. 움직임이 뻣뻣하고 제한적이다.

빨간등반사와 초록등반사가 심해질수록 인간의 뼈는 긴장된 근육의 감옥에 갇힌 것처럼 변해간다. 앞에서 이야기했던 것처럼 몸의 중력중심부 주위에 있는 근육이 이 두 반사를 이끌어나가는 핵심 요원이다. 이들 근육 요원이 골반과 고관절을 몸통 쪽으로 끌어올리면서, 동시에 몸통과 견갑대는 골반 쪽으로 끌어내리면 당연히 인체의 모든 움직임은 제한된다. 이로 인해 골반과 몸통 사이의 자유로운 회전력이 억제된다.

또한 보행에도 제한이 따른다. 걸을 때 골반은 좌우로 회전하지 않게 되고, 팔은 이 골반 회전에 맞추어 반대로 흔들리는 경향을 잃게 된다. 오른손이 왼 다리의 움직임과 함께 하지 않고(그림 21a), 오히려 오른 다리의 움직임과 함께 한다.(그림 21b)

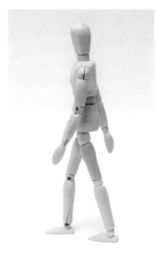
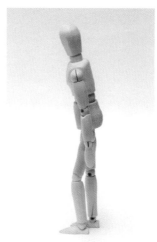

그림 21a. 손과 발이 반대로 흔들리며 교차되는 정상 보행   그림 21b. 뻣뻣한 몸통으로 걷는 모습

노인자세가 되면 몸통 위의 팔과, 골반 아래에 있는 다리 모두 제한적인 움직임을 보이는데 이는 머리도 마찬가지다. 이러한 제한이 심해지면 주차할 때 뒤를 보려해도 머리를 제대로 돌리기도 힘들어진다. 견갑대는 아래로 잡아당겨진 상태가 되어 팔을 뻗고 회전하는 동작도 어렵다. 여자들은 브래지어를 착용하기도 힘들고, 골퍼들은 풀 스윙으로 몸을 돌리지도 못하게 된다. 무릎을 펴서 자유롭게 이리저리 움직이기도 어렵고, 춤을 추기 위해서는 정말 많은 노력이 필요하다. 균형을 유지하는 것도 힘들고 넘어질까 두려워진다. 이 정도까지 제한이 진행된 사람들은 더욱 더 조심스럽게 움직이게 되는데 이로 인해 몸은 한층 더 뻣뻣해진다.

2. 만성 통증이 발생한다.

오랜 긴장으로 뻣뻣해진 근육에서는 만성 통증이 생긴다. 통증은 미세하게 느껴질 때도 있지만 어떤 때는 참을 수 없을 정도로 심하다. 초록등반사가 발생하면, 아이 때부터 시작된 란다우반응이 끊임없이 촉발된다. 이로 인해 허리와 골반에 약한 통증에서 극렬한 통증까지 불편한 느낌이 생기는데 그 강도는 스트레스를 유발하는 자극의 정도에 따라 다르다. 이뿐 아니라 어깨와 고관절에도 다양한 문제들이 발생하는데, 이것도 스트레스에 따른 습관화가 얼마나 진행되었느냐에 따라 천차만별이다.

예를 들어, 타이피스트는 어깨와 목에 통증이 있고, 우체국에서 오랫동안 앉아서 근무하는 사람들은 보통 엉덩이와 고관절에 통증이 많다. 노인자세가 더욱 진행되면 몸 중심의 근육들이 엄청나게 긴장되고, 팔다리에 통증이 생겨나기 시작한다. 의사들은 팔꿈치와 손, 무릎과 발에 생기는 통증의 원인을 관절염, 신경압박, 수근관증후군 등으로 오해하곤 한다.

3. 만성 피로가 느껴진다.

빨간등반사와 초록등반사가 동시에 발생해 우리 몸의 근육 시스템을 긴장시키면 엄청난 에너지 손실이 일어난다. 노인들의 가장 일반적인 불평이 항상 피로를 느끼는 것이다. "활기찬 느낌이 나도록 뭔가 좀 해줄 수 없소?" 내게 찾아온 노인들에게 수백 번 들은 말이다. 하지만 이들은 에너지가 부족한 것이 아니다. 문제의 원인은 불수의적이고 무의식적인 근육의 수축이다. 이것이 그들의 에너지를 엄청나게 앗아간 요인이다.

만성 근수축은 그들이 누워 있는 동안, 심지어 잠을 자는 중에도 계속 진행된다. 아침에 일어나 보니 근육통에 피곤하기까지 하니 괴로운 일이다. 어떤 사람은 피로가 지나쳐 자리에서 일어나 후에도 한두 시간을 더 쉬어야만 한다.

때때로 이들은 약해진 느낌이 들기도 한다. 종종 의학 자료에서 노인들의 근육이 약화weakness 되었다는 표현을 종종 읽게 된다. 하지만 이 표현은 맞지 않다. 의사들이 근육 상태를 제대로 해석한 것이 아니다. 실제로는 불수의적 수축으로 인해 딱딱해진 것이다. 따라서 약화가 아니라 지속적인 수축에 의한 '강화'가 맞다. 강화된 근육들엔 긴장이 누적되며 섬유가 매우 굵어지거나 단단해진다.

4. 만성적으로 호흡이 얕아진다.

회피반응과 행동반응이 조합된 수축에 의해 노인자세가 되면, 몸의 앞뒷면 모두에서 흉곽 전체를 당기는 힘이 생겨 가슴을 움직이기도 힘들게 된다. 앞에서 과호흡 증후군에 의해 호흡이 빨라지고 얕아지면서 심혈관계 기능 장애가 오는 현상을 이야기 했다. 이 상태가 되면 들어오는 산소의 양이 현저하게 줄어들게 되고, 결과적으로 우울증, 의욕상실, 정신력감퇴와 같은 문제들이 자주 발생하게 된다.

5. 부정적인 자아상이 형성된다.

예전에 할 수 있던 일을 이제 더 이상 못하게 되고, 항상 통증에 시달린다. 늘 피로하고 에너지가 부족하며, 산소공급에 제한을 받는다. 인생의 어느 순간 이런 느낌을 갖게 되면 사람들은 종종 부정적인 자아상self-image을 형성한다. 아무리 노력해도 예전 젊을 때의 움직임을 다시는 할 수 없다는 생각이 드는 것이다. "나이가 들었으니 어쩔 수 없는 일인 거죠." 이런 말을 주위에서 듣기 시작하면 정말 처참한 결과를 초래할 수도 있다. 소마법칙somatic law에 다음과 같은 말이 있다.

"기대한 것을 얻게 된다."

기대expectation라는 주제에 대해서는 12장에서 더 깊게 다루게 된다.

6. 만성 고혈압과 '다크바이스'가 발생한다.

노인들을 사망에 이르게 하는 질병 중 대표적인 것이 동맥경화증이다. 말 그대로 동맥이 딱딱해진 것이다. 동맥경화증은 관상동맥질환과 심혈관계질환의 원인이 되는 병인데, 뇌졸중stroke과 대동맥박리ruptured aneurysms가 대표적인 심혈관계질환이다. 노인학 연구에 따르면, 고혈압과 동맥경화증이 결합해 혈액 흐름을 억제하면서 이런 질환이 생긴다고 한다. 또한 고혈압과 동맥경화증이 유전적으로 프로그램 된 것이라는 말을 덧붙인다. 다시 말해, 고혈압성 동맥경화증은 나이 들면 어쩔 수 없이 겪는 일이라는 것이 의료계의 입장이다.

하지만 나는 두 가지 이유에서 동맥경화증이 유전적인 프로그램으로 생긴 것이 아니라고 주장한다. 첫 번째 이유는 빨간등반사에서 이미 이야기했다. 빨간등반사가 촉발되면 호흡이 제한되고, 과호흡증후군이 생기며, 정상적인 심장박동과 동성부정맥에 문제가 발생한다. 이 현상은 두 가지 의미를 지닌다. (1) 교감신경계가 심혈관 기능을 과도하게 지배해 혈관 내벽을 이루는 평활근을 수축시킨다. (2) 혈압이 들숨에 올라가고 날숨에 내려가는 정상적인 동성부정맥이 더 이상 일어나지 않게 되어 혈관벽의 탄성과 혈압 변화에 따른 적응력이 떨어지게 된다.

고혈압성 동맥경화증이 노화되면서 어쩔 수 없이 생기는 것이 아니라고 주장하는 두 번째 이유를 나는 근육의 등척성수축isometric contraction에서 찾는다. 등척성수축은 근육의 정적 수축을 말한다. 근육 수축은 크게 정적static 수축과 동적dynamic 수축으로 나눌 수 있다. 동적 수축은 오렌지로 주스를 만들 때 일어난다. 오렌지를 손가락으로 넓게 잡고 짜면 손가락이 안으로 접히며 주스가 흘러나온다. 정적 수축은 딱딱한 야구공을 손가락으로 꾹 누를 때 일어난다. 이때 근육은 수축하는데도 손가락은 전혀 움직이지 않을 것이다.

정적 수축에서 일어나는 근육의 움직임을 등척성수축이라고 한다. 미국의 유명한 보디빌더인 챨스아틀라스Charles Atlas가 근육 프로그램으로 소개해 유명해진 것이 등척성운동이다. 양 손바닥을 붙이고 서로 밀면 가슴 근육은 수축하는 데 손은 조금도 밀리지 않는다. 이것이 등척성운동의 일종이다.

근육의 길이 변화가 일어나지 않는 등척성수축이 계속되면 혈압은 가파르게 상승한다. 그런데 이것이 문제될 수 있다.

"등척성운동을 할 때 심장에 독특한 스트레스가 가해진다. 동적 수축을 통한 운동에서는 평균혈압은 변화가 없는데 심박출량이 급격히 증가하게 된다. 반대로, 등척성운동에서는 심박출량은 큰 변화가 없는데 평균혈압은 급격히 증가하게 된다. 그 결과 부하가 증가하게 된다.... 등척성운동 후 심장에 부하가 증가하면 심근이 안 좋은 사람들에게는 울혈성심부전으로 인한 다양한 증상들이 나타난다."[2]

등척성수축 이후 혈압이 약 50퍼센트 정도 오를 수 있다는 연구결과가 있다.[3] 등척성수축, 즉 정적 근수축아 심해지면 심장에 제한을 가하고, 뇌졸중이나 대동맥박리의 위험을 증가시킨다.

페트로프스키J.S. Petrofsky는 전 생애를 이 분야 연구에 헌신했는데, 등척성운동에 대해 다음과 같이 경고했다.

"이런 형태의 운동은 고혈압을 지닌 노인 환자에게 매우 위험하다."[4]

노인자세에서 빨간등반사와 초록등반사가 반대되는 힘으로 서로 정적인 수축을 하게 되면, 앞뒤에 고조된 긴장으로 갑작스런 사망의 위험이 생긴다는 것을 알 수 있다. 인체의 전후에서 무의식적이고, 정적인 등척성수축이 동시에 발생하는 현상을 나는 다크바이스dark vise라고 부른다. 다크바이스가 만성화되면 혈압이 올라간다. 앞에서 이야기한 고혈압성 동맥경화증은 심혈관질환을 유발하며, 노인 사망의 요인이다. 게다가 고혈압은 노인에게 흔히 볼 수 있는 증상이다. 빨간등반사와 초록등반사를 함께 고려해 보면 고혈압성 동맥경화증의 원인을 도출해 낼 수 있다. 바로 이 두 반사가 끊임없이 몸에 습관화 되어 생긴 노인자세가 그 원인이다. 이 습관화가 강해져서 의식적인 근수축 능력이 줄어들면 감각운동기억상실증으로 발전하고, 결국 다크바이스가 몸을 지배하는 사태에 이르게 된다.

이 여섯 가지 병리 현상은 대부분의 인간이 살아가면서 겪게 되는 신경근 스트레스의 누적으로 일어난다. 빨간등반사와 초록등반사가 정상적인 상태에서 나타난다면 해가 되지 않는다. 하지만 스트레스가 쌓여 무의식적인 근수축과 '습관화'가 진행되었을 때는 문제가 된다.

다크바이스가 몸을 점차 지배해가면서 나타나는 병리 현상은 어쩔 수 없이 겪어야만 하거나, 피할 수 없는 것이 아니다. 나이가 들면 으레 나타나는 것도 아니다. 충분히 치료 가능하다.

나이가 드는 것을 질병disease으로 해석하는 것은 끔찍한 생각이다. 수명 연장을 피할 수 없는 질병 획득 과정으로 보는 것도 똑같이 끔찍한 발상이다. 나이가 들면서 자주 보이는 이 여섯 가지 병리 현상은 질병이 아니다. 이들은 증후군이다. 노화증후군aging syndrome이라는 표현이 적합하다. 왜냐하면 건강하지 않은 상태에서 나타나는 증상과 증후가 이러한 병리 현상이며 주의를 기울이면 얼마든지 개선할 수 있는 것들이기 때문이다.

스트레스로 인해 발생하는 신경근 반응은 얼마든지 피하고, 몰아낼 수 있다. 인간은 무기력한 존재가 아니다. 놀람반사와 란다우반응은 유전자에 기록된 것이라 피할 수 없지만, 스트레스를 받아 이들이 빨간등반사와 초록등반사로 습관화되는 것은 막거나 통제할 수 있다는 말이다.

파블로프의 개 실험을 떠올려 보라. 종소리를 들으면 침을 흘리는 조건화conditioning된 개의 반응처럼 인간에게도 회피반응과 행동반응이 조건화 되었다고 볼 수 있다.[ii] 하지만 인간은 이 개와는 매우 다른 존재이다.

파블로프와 다른 생리학자들은 인간과 다른 동물을 똑같이 '과학적'으로 본다. 하지만 소마관점은 이들 관점과 확연한 차이가 있다. 인간은 단지 실험실의 쥐가 좀 더 복잡해진 형태는 아니다. 인간은 스스로를 인지하는 존재이다. 더 나은 자기인지self-awareness와 더 나은 자기통제self-control를 학습해 나갈 수 있는 존재이다. 우리가 이 자기인지의 힘을 자각하게 되면 스트레스 때문에 발생하는 난감한 상황에서 자신을 구원할 수 있다. 자기인지의 힘을 이해하고 활용하지 않으면서 상황만을 탓하는 것은 조건화된 개처럼 살다, 개처럼 죽는 것과 같은 삶이 아니겠는가?

[ii] 파블로프Pavlov의 고전적 조건화 실험을 말한다. 파블로프는 음식을 보면 무조건 반응을 하는 개를 데리고 실험을 했다. 고깃덩이를 개에게 주면서 종소리를 들려주었더니 나중에는 종소리만 들려주어도 침을 흘리는 반응을 보였다. 이 종소리를 조건자극이라고 한다.

• 감각운동기억상실증의 원인

나는 넓게는 과학, 좁게는 의학 분야가 자기인지의 실질적인 힘을 제대로 깨닫지 못하고 있다고 생각한다. 과학은 인간을 동물로 정의한다. 그 결과 인간이 자기인지를 지녔다는 사실을 애써 외면하고 있다. 하지만 인간이 이 힘을 인식하고 활용하는 것은 다른 무엇보다도 중요한 일이다. 자기인지는 스트레스로 촉발되는 반사로 인해 생기는 다양한 병리를 극복할 수 있는 힘이다. 또한 자기책임self-responsibility과 자율성autonomy 처럼 더 고차원적인 능력을 확보하는 초석이 된다.

생각해보기:
궁수의 활과 탄탄한 복근의 위험

딸꾹질을 하는 사람들은 다음과 같은 조언을 듣곤 한다. "비닐 봉지에 머리를 넣고 내뱉은 공기를 다시 마셔보세요." "물구나무 서서 물을 마시세요." "참을 수 없을 때까지 숨을 참아보면 어떨까요?" 이런 조언이 효과를 보기도 하지만, 그렇지 않을 때도 있다.

요통도 마찬가지다. 주변 친구들과 건강전문가들은 다양한 해결책을 제시한다. 어떤 것은 잘 듣지만, 어떤 것은 전혀 도움이 되지 않는다. "허리가 약해졌네요. 강화시켜야겠어요." "디스크가 탈출했습니다. 수술 받으시죠." "디스크가 문제네요. 허리를 지지해주는 제품을 사용하세요." "척추 전만이니 앉아서 쉬세요." "척추 후만이니 편히 앉아계세요." "별거 아니네요. 허리 근육이 딱딱해졌습니다. 이건 복부 근육이 상대적으로 약해졌다는 이야기죠. 복근을 단련하면 문제를 해결할 수 있습니다."

거의 대부분의 사람들이 요통을 가지고 있지만, 완전히 해결하지도 못한다. 왜냐하면, 문제의 원인을 모르기 때문이다. 문제의 원인을 모르니 해결책을 제시해도 잘 듣지 않는다. 때로는 질문을 한 사람의 통증 상태에 따라 온갖 코믹한 해결책이 나오곤 한다.

요통의 99퍼센트가 척추와 흉곽, 골반 뒤쪽을 연결하는 근육에서 발생한다. 통증은 허리와 골반 모두, 또는 어느 한쪽에서 발생한다. 근육에 통증이 생기게 하는 원인은 바로 초록등반사로 인한 과도한 근수축이다.

허리의 움직임이 좋은 사람도 10시간 정도 밭에서 감자를 캐고, 목화를 따면 요통이 생긴다. 허리 신전근육을 반복적으로 사용해 상체를 들어 올리느라 근육이 버티지 못하게 되는 것이다. 하지만 책상 앞에 하루 종일 앉아 책을 보거나 컴퓨터로 업무를 보는 사람에게도 요통은 발생한다. 이때도 초록등반사로 인한 지속적인 근수축이 문제의 원인이다. 이런 요통을 지닌 사람의 허리 근육은 매우 딱딱해져 있고, 이렇게 긴장된 근육이 허리를 잡아당겨 허리에 아치를 만든다. 대부분 요통을 지닌 사람들은 허리가 활처럼 휘어있다. 이것을 '궁수의 활archer's bow'에 비유할 수 있다. 허리의 근육은 활에 메어 있는 가죽끈에 해당한다. 이 가죽끈이 팽팽하지 않으면 허리는 약간만 휘어진다.(그림 22a) 하지만 팽팽하게 당겨져 있으면 활이 휘듯이 허리에 아치가 생긴다.(그림 22b)

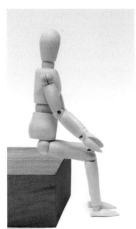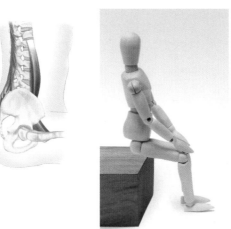

그림 22a. 이완된 척추　　　　　　　　　　　그림 22b. 궁수의 활처럼 휜 척추

허리 신전근육이 만성적으로 수축하면 요추는 앞으로 나오면서 아치 모양이 된다. 이로 인해 복부는 앞으로 나오고 몸통 높이가 낮아진다. 허리가 쭉 펴져 있을 때보다 아치 형태가 될 때 척추의 수직 높이가 더 낮게 되는 것이다. 이 아치가 허리 뒷부분을 누르면서 스폰지처럼 생긴 디스크를 압박하게 된다. 골프공처럼 탄력적인 디스크 후면에 압력이 증가하면 이 디스크는 척수가 지나가는 관으로 밀고 나온다.(그림 22b) 엑스레이로는 근육 조직 상태를 제대로 볼 수 없다. 따라서 허리 근육이 팽팽한 가죽끈처럼 되었는지 알 수 없다. 오직 '활'에 해당하는 척추와 두툼한 디스크만을 확인할 수 있다. 방사선 전문의들은 종종 추간판이 가볍게 돌출bulge한 것을 탈출hernia과 박리rupture 같은 붕괴 단계로 오해한다. 그래서 척추 구조가 망가진break down 것이라고 오진한다.

허리가 망가진 것처럼 착각을 일으키는 이런 이미지는 사람들의 머리에 각인되어 있다. 허리가 부러질 것 같은 심한 노동back-breaking labor이라는 표현이 이러한 착각을 대변한다. "허리가 나갔어요"라는 표현도 마찬가지다. 심각한 사고로 허리 뼈가 골절되지 않으면 인간의 허리는 쉽게 망가지지 않는다. 단지 '궁수의 활'처럼 휘며 통증과 지속적인 피로를 만들어낸다.

　　일반적으로 알고 있듯이 요통이 디스크와 신경 때문에 일어나는 경우는 많지 않다. 요추 4번과 5번 밑으로 지나가는 감각신경이 지나친 근수축으로 눌리면 통증이 느껴진다. 하지만 이때의 통증은 신경이 눌린 쪽 골반과 다리에서 나타난다. 이것을 좌골신경통이라고 하는데, 허리가 '궁수의 활' 모양이 되면서 일시적으로 디스크에 강한 압력이 모이면서 발생한 사례 중 하나이다.

허리에 아치가 생기면서 전만이 되면 자동적으로 배는 앞으로 나온다. "아무리 다이어트를 해도 배가 안 들어가요!" 중년에 접어든 사람들이 자주 하는 불만이다. 심지어 나이가 들어 배가 나오는 것을 허리의 만성 근수축처럼 어쩔 수 없는 것으로 보는 사람들도 있다. 건강전문가들도 간혹 묘한 확신을 가지고 복부 근육이 약해져서 허리와 배가 앞으로 나왔다고 설명한다.

탄탄한 복근tight gut을 갖는 것은 남자들의 강박관념이 되었다. 앉았다 일어나기와 다리 들어올리기 같은 운동을 하며 축 처진 배를 탄탄하게 바꾸려고 오랜 시간을 투자하지만 큰 진전이 없다. 왜냐면 똥배는 복부 근육이 약해져 생긴 것이 아니기 때문이다. 오히려 허리 근육이 과도하게 수축하면서 '지나치게 강해져서' 생긴 문제이다.

• 감각운동기억상실증의 원인

허리가 약해지거나 복근이 약해진 것도 아니고, 구조가 망가져서 그런 것도 아니다. 따라서 활처럼 휜 허리 문제를 해결하려고 수술하거나 보조기를 차서 고정하는 것은 올바른 접근이 아니다. 초록등반사에 따른 만성적이고 불수의적인 허리 근육의 수축이 원인이다. 따라서 실제 문제는 이 반사가 습관화 과정을 거쳐 기록되어 있는 머릿속에 있다. 초록등반사를 극복할 수 있다면 활처럼 휜 허리, 앞으로 나온 복부, 압박받은 디스크, 그로 인해 발생하는 통증 모두를 개선시킬 수 있다. 하지만 감각운동기억상실증은 이완된 상태가 무엇인지, 틀어지지 않은 몸이 어떤 것인지 느낄 수 있는 능력 자체를 앗아간다. 허리 근육이 오랫동안 긴장해 궁수의 활 모양이 되면 사람들에겐 '바르다'는 감각 자체가 왜곡되어 있다.

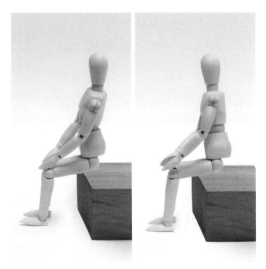
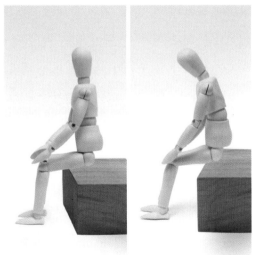

그림 23a. 왜곡된 신체 이미지: 앞으로 휜 허리를 감각운동기억상실증에 의해 바르다고 느낀다.

그림 24b. 긴장된 근육이 이완된 후 바르게 된 허리를 앞으로 굽은 것 같다고 느낀다.

지난 10년 동안 난 요추 전만으로 요통이 있는 사람들에게 허리 근육을 이완시키는 방법을 가르쳐주었다. 그들은 어김없이 이렇게 말하곤 했다. "근데 왠지 허리가 똑바르지 않은 것 같아요. 앞으로 기울어진 느낌이에요. 똑바로 앉으려면 허리를 이렇게 뒤로 젖혀야 할 것 같아요."

이런 느낌이 들면 사람들은 허리 근육을 수축해 아치를 만들며 예전의 활 모양으로 돌아간다. 배는 앞으로 나오고, 머리는 다시 중력중심 뒤쪽으로 당겨질 것이다. 그림 23a, 23b는 '왜곡된 신체 이미지'를 잘 보여준다. 그림 23a은 초록등반사를 가진 사람들에게 전형적으로 나타나는 신체 왜곡 현상이다. 허리가 활처럼 커브를 이루고 있는데도 바르게 앉아 있다고 느낀다.(왼쪽은 실제 자세, 오른쪽은 머릿속의 느낌)

긴장된 허리 근육 이완하는 법을 배우고 나면 그들의 허리는 바르게 된다. 하지만 느낌은 앞으로 굽은 것 같다.(그림 23b) 허리를 편 바른 자세에 적응하려면 몇 주가 걸린다. 소마운동을 시작하고 당신의 허리 근육을 이완시킬 수 있게 되면, 처음 얼마간 위와 같은 느낌이 생길 수 있다는 사실을 기억하기 바란다.

Chapter 11

트라우마반사
—————— Truma: The Role of Injury ——————

몸이 한쪽으로 기울면서 생기는 일

소마틱스를 받으러 찾아오는 사람들에게 나는 골절, 수술, 심각한 사고 등의 이유로 병원에 입원한 적이 있었는지 매번 물어본다. 또한 그들이 머리를 한쪽으로 기울인 채로 사물을 바라보는지, 바르게 보는지도 항상 관찰하는 항목이다. 때론 이리저리 걸어보라고 요청한 후 절뚝거리며 걷는지 확인한다. 이러한 질문과 관찰을 통해 그들이 어떤 외상trauma을 겪었는지 알아내려고 한다.

빨간등반사와 초록등반사가 몸에 습관화되어 노인자세를 갖게 된 사람을 옆에서 보면, 그들의 허리는 궁수의 활archer's bow처럼 앞으로 볼록하게 아치를 이루고 있고, 동시에 배는 튀어나와 있는 것을 관찰할 수 있다. 그리고 상체는 타라스콘에서 춤을 추는 작은 노인viejito처럼 앞으로 구부러져있다.

　　그러나 갑작스런 외상 때문에 생기는 문제는, 옆이 아닌, 앞이나 뒤에서 관찰했을 때 쉽게 파악할 수 있다. 어깨 위쪽에 있는 목과 아래쪽에 있는 몸통이 어느 쪽으로 기울었는지를 비교해 보면 된다. 장시간 스트레스에 노출된 몸은 앞뒤의 근육이 긴장하며 문제가 생기지만, 한쪽으로 기우는 현상이 일어나지는 않는다. 하지만 외상이 생기면 상처 입은 쪽 근육이 움츠러들면서 몸도 그쪽으로 기울어진다.

트라우마반사는 인간의 감각운동시스템이 통증에서 자신의 몸을 보호하려는 신체 보호반사이다. 겉으로 보기엔 빨간등반사에 의해 몸이 앞으로 구부러지며 호흡을 멈추거나, 초록등반사로 인해 허리에 아치가 생기는 것과 비슷한 역할을 하는 것 같지만, 트라우마반사는 이들과 조금 다르다.

　　사람은 벌에 쏘이거나, 피하주사를 맞으면 움찔하며 몸을 움츠리는데 이것도 트라우마반사의 일종이다. 담뱃불에 손을 데거나 전기 스파크가 몸에 튀어도 위협을 느끼며 몸을 피하는데 이것도 마찬가지로 트라우마반사이다. 몸에 상처를 입으면 상처 주위가 딱딱해지며 몸을 보호하려는 패턴이 생기는데 이 또한 마찬가지다.

이런 트라우마반사는 머리에서 발끝까지, 가슴과 등, 좌측과 우측, 몸 어디에서든 나타날 수 있다. 몸 앞면에서 촉발되는 빨간등반사에 더해져서 나타나기도 한다. 심장 수술을 하고 난 후에 생기는 변화가 그러하다. 또한 초록등반사로 인해 긴장이 가중된 허리에서 나타나기도 하는데, 척추 수술을 받은 후 상처가 아물면서 허리에 트라우마반사가 더해지기도 한다.

• 감각운동기억상실증의 원인

이렇게 몸의 중력중심 부위에 입은 물리적 외상이 아니라, 다른 부위에 상처가 생기면 트라우마반사는 훨씬 명확하게 드러난다. 몸이 한쪽으로 기울면서 보행과 균형이 흐트러지는 것이 그것이다.

척추측만증이 있다는 것은 외상이 발생했다는 것을 의미한다. 정형외과 의사들은 아이들 척추측만증에서 이것을 간과하곤 한다. 때로 그들은 신체 한쪽이 다른 쪽보다 더 빨리 자라는 유전적 요인이 문제라는 이론을 제시하기도 한다. 뼈가 미세하게 부러지면 충분히 그럴 수 있다. 하지만 이런 경우에는 보통 다른 장애를 동반하며 나타나고, 측만증과는 사뭇 다르다.

척추측만증은 긴 C자 커브와 C자가 겹쳐 이루어지는 S자 커브 형태로 단순하게 나눠볼 수 있다. S자형 측만증에서는 요추가 한쪽으로 휘면 그 위의 흉추는 반대편으로 휜다. 측만증은 일반적으로 몸 한쪽에 상처를 입어 그쪽의 척추와 골반을 연결하는 근육이 수축되면서 발생한다. 하지만 우리 몸엔 정위반사righting reflex가 있어서 허리가 한쪽으로 휘면, 기울어지는 몸통 균형을 맞추려고 머리와 상체를 반대편으로 이동시키게 된다. 그림 24a와 24b는 근육 반사에 의해 몸의 통제를 잃은 모습을 보여준다. SMA가 일어난 것이다. C자형이든 S자형이든 원인은 하나다. 바로 몸 한쪽에 생긴 외상으로 반사적 근수축이 일어나 측만증이 발생한다.

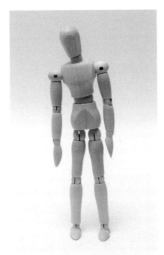 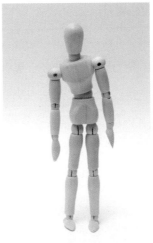

그림 24a. 단순 C자형 척추측만증   그림 24b. S자형 척추측만증

트라우마반사는 몸이 심각하게 손상될 때 발생한다. 1부에서 제시한 사례를 보면, 바니는 3년 전 자동차사고로 왼쪽 허벅지에 외상이 생겨, 반대로 몸무게를 오른쪽으로 지지하면서 문제가 발생했다. 루이스는 넘어져 상완골이 부러진 후 오른쪽 어깨에 동결견이 생기고, 또 그쪽 어깨가 아래로 기울어지게 되었다. 할리는 소형 트럭에서 뛰어내리다 왼쪽 무릎을 다치고 나서 다리를 절뚝거리며 걷게 되었다.

수술을 받으면 주변 근육이 움츠러들고 딱딱해지는데, 이때 트라우마반사가 유발되기도 한다. 유방암으로 가슴 절제술을 받은 여성은 어깨와 흉곽 윗부위가 만성적으로 뻣뻣해지며 통증이 생기곤 한다. 심장 수술을 받은 남자는 가슴이 조이는 듯한 통증이 자주 생기고, 신장 수술이나 방광에 카테터catheter를 삽입하는 시술을 받은 환자들은 때때로 하복부와 허벅지에 참을 수 없는 근경련이 발생한다. 이

• 감각운동기억상실증의 원인

런 예들은 수없이 많다.

트라우마반사는 엉덩방아를 심하게 찧거나, 발목을 접질리고 다리 골절을 당한 후에도 자주 나타난다. 상처가 있는 다리를 바닥에 디딜 수 없게 되면 자동적으로 몸무게는 반대편 다리로 이동한다. 이것은 통증을 피하려는 불수의적인 반사다. 상처 입은 다리의 통증을 참을 수 없어서 생기는 현상이다.

양복 재단사나 척추교정을 하는 전문가들은 종종 고객들에게 한쪽 다리가 다른 쪽보다 짧아졌다는 말을 한다. 이런 말을 들은 사람들 중 정말 다리가 짧은 경우는 거의 없다. 몸의 중력중심에 있는 근육이 수축하면서 다리 한쪽을 끌어올려 짧아 보이게 하는 경우가 대부분이다. 비행기 랜딩기어처럼 움츠러든 할리의 다리가 대표적인 예이다.

인간이 겪게 되는 외상만큼이나 다양한 형태의 트라우마반사가 존재한다. 가벼운 타박상에서 강한 구타까지, 자동차 사고로 머리가 앞뒤로 흔들리는 편타성손상에서 마비 질환까지 다양한 충격이 이 반응을 유발시킨다.

양쪽 다리길이가 다르게 보이는 것은 매우 자주 있는 현상이지만 일반적으로 잘 느끼지 못한다. 사실 자동차 사고로 몸이 한쪽으로 기울어져 척추에 커브가 생기는 것은 흔한 일이다. 그런데 전문가들도 초록등반사가 커지면서 허리 전만이 증가해 좌골신경이 압박받는 것에 집중하느라 트라우마반사를 잘 인식하지 못한다.

좌골신경통sciatica은 요추 4번과 5번, 천추1번 사이 디스크가 압박 받으며 이들 사이로 지나가는 좌골신경이 눌려서 생기는 현상이다. 이 신경은 골반을 지나 허벅지, 종아리를 거쳐 발까지 내려간다. 종아리에서 내측을 지나 엄지발가락으로 가는 분지와 종아리 뒤쪽을 지나 발꿈치를 거쳐 새끼발가락으로 가는 분지가 나뉜다. 통증은 이 신경이 지나가는 루트를 따라 느껴진다. 요추와 천추 사이 디스크에서 신경이 눌리는 정도가 가벼우면 통증은 골반과 고관절 정도에서만 느껴지지만, 심하면 뜨거운 철사줄 같은 것은 발까지 이어진 느낌을 받기도 한다. 이것은 신경의 압박으로 생기는 통증으로, 근육 때문에 생기는 통증과는 다르다. 이러한 좌골신경통이 심해지면 괴로움에 밤잠을 설치게 된다.

아주 심각한 사고나 압박골절을 당한 경우를 제외하고, 좌골신경통은 상대적으로 흔한 '적응질환'이며, 스트레스 또는 외상과 직접적인 관련을 맺고 있다. 오래 살수록 더 많은 스트레스와 외상을 겪는 것이 사실이다. 따라서 이 좌골신경통은 나이가 많으면 더 빈번하게 발생한다. 하지만 나이와 상관없이 발생하기도 한다.

좌골신경통은 다른 적응질환과 마찬가지로 피하거나 치유하는 것이 가능하다. 소마교육자로서 내가 하는 일 중 가장 흥미로운 부분이, 이 좌골신경통을 지닌 사람에게 그것을 피하고 없애는 법을 가르치는 것이다. 내게 찾아오는 이들 중 수술을 받기 싫어하는 좌골신경통 환자들이 매우 많다.

40대 초반의 제빵사가 절뚝거리며 내 상담실에 찾아왔다. 그는 극심한 좌골신경통으로 왼발 엄지발가락까지 통증이 퍼져있었다. 그는 통증에 질려 있었지만 허리 수술 받는 것을 더 두려워했다. 몇 번의 소마틱스 세션을 받은 후 그는 자신의 허리 감각과 근육 통제력을 다시 확보할 수 있었다. 통증은 처음에 다리에서 사라졌고 나중엔 허리에서도 사라졌다. 파열된 줄 알았던 추간판이 사실은 허리 근육의 불수의적인 수축으로 살짝 밀고 나와서 신경을 압박했다는 것을 알게 되었다. 긴장된 근육을 의식적으로 통제할 수 있게 되자 틀어졌던 척추가 제자리를 찾아 들어간 것이다. 그의 허리는 완벽히 정상으로 돌아왔다. 이제는 45kg이나 나가는 밀가루 푸대를 들어 혼합기에 부어 넣는 것도 가능해졌다. 3년 전부터 해왔던 일을 다시 즐길 수 있게 된 것이다.

로데오 대회에 나가야 하는 카우보이가 만성 좌골신경통으로 나를 찾아와 세션을 받은 적이 있다. 세 번의 세션을 받은 후 10일쯤 더 있다가, 그는 샌프란시스코 카우팔래스Cow Palace 경기장에서 하는 로데오 대회에 나갈 수 있었다.

인간 의식과 중추신경계의 학습/적응 능력은 기적에 가까운 결과를 이끌어 낸다는 것이 이 책의 테마이다. 우리는 생각보다 더 큰 능력을 지니고 있다. 뇌가 몸을 통제, 유지, 개선, 보호하는 방법을 많이 알면 알수록, 당신은 자신이 지닌 이 놀라운 능력을 존중하게 될 것이다. 우리는 지금 할 수 있는 것보다 더 독립적이고 당당하게 살 수 있다. 그리고 훨씬 더 자기책임self-responsibility과 자기통제self-goverinig를 영위하며 삶을 살아갈 수 있다.

생각해보기:
매력적인 모습으로 살아가기

젊어서 이성에 끌리는 첫 경험 이후 인간은 지속적으로 성기능과 지능이 떨어진다는 잘못된 믿음이 팽배해 있다. 하지만 이는 사실이 아니다.

남성은 성기능이 4세부터 청소년기까지 증가했다가 10대 후반에 이르러 감소한다고 잘못 알려져 있다. 또한 10대 남자들은 성적으로 매우 발달되지만 50세 정도에 이를 때까지 상대적으로 일정한 성기능을 유지한다고 한다. 많은 사람들이 이 성기능이 나이에 따라 감소한다고 알고 있지만 사실은 50세 이후에도 98퍼센트의 남성들이 성적으로 활력 넘치는 삶을 살고 있다.

인간의 성기능에 대한 우리의 지식은 킨제이Alfred C. Kinsey가 몇 십 년 전에 내놓은 보고서에 기반을 두고 있다. 하지만 킨제이는 주로 65세 이상 노인들을 대상으로 조사를 했고 50대는 상대적으로 적었다. 킨제이의 연구는 1984년 미국소비자동맹Consumers Union에서 제출한, "사랑, 성 그리고 노화Love, Sex and Age"라는 보고서에서 조금 더 보완되었다. 이 보고서는 다양한 연령층의 노인들, 4,246명을 대상으로 그들의 성욕에 대해 조사했다.

이 보고서의 결론은 노년기에도 성기능이 별로 감소하지 않는다는 것이다. 보고서에는 노인들이 젊은이보다 상대적으로 섹스를 적게 한다고 나타났다. 하지만 보고서에 기록된 개인적인 대답을 꼼꼼히 살펴보면 노인들도 섹스를 즐긴다는 것을 알 수 있다. 젊은이들보다 횟수가 줄어든 만큼 그들은 섹스를 '제대로' 하려고 한다.

여자의 성기능은 남자보다 늦게 개발된다. 여자는 20대 후반에서 30대 초반에 성기능이 최고조에 달한다. 그런데 여성의 섹스 횟수는 60대까지 꾸준히 높게 나타난다. 이 보고서에는 조사받은 50대 여성들의 93퍼센트가 활발한 성기능을 보인 것으로 기록되고 있다. 이 자료를 성기능이 활발한 98퍼센트의 50대 남성과 비교해 보면, 인간이 나이 들면서 성기능이 감소한다는 잘못된 관념을 오랫동안 지녀왔다는 것을 알게 된다.

나이가 들면서 인간은 평균적으로 더 많은 스트레스와 외상을 경험하고 그에 따라 근육에 문제가 생기고 움직임이 제한된다고 알고 있다. 하지만 놀라운 점은 91퍼센트의 남성과 81퍼센트의 여성이 60대가 되어서도 여전히 활발한 성행위를 하고 있다는 것이다. 독신으로 사는 사람들을 포함시키면 이 수치는 더 올라갈 것이다. 지금까지 많은 사람들이 남자든 여자든 70대가 되면 성기능이 고갈될 것이라고 믿어왔지만 이것 또한 사실이 아니다. 보고서에 따르면 79퍼센트의 남성과 65퍼센트의 여성이 70대에도 여전히 활발한 성기능을 보였다.[2]

전체적으로 보면 나이가 들수록 성기능이 감소했지만 그 감소율은 미미했다. 만일 인간이 자신의 신경계에 쌓인 스트레스와 외상의 충격을 제거하는 법을 배울 수 있다면, 성기능은 말 그대로 전혀 감소하지 않을 것이다.

이 보고서에서 가장 인상적인 부분은 80대에 관한 것이다. 조사받은 80대의 대략 절반 정도가 여전히 활발한 성기능을 보였다. 그리고 80대 다수가 섹스를 '매우 즐거운' 것으로 기록했다. 사랑과 성관계에 대해 젊은이에게 해주고 싶은 말이 있냐는 질문에 샌디에고San Diego에 사는 83세 여성은 다음과 같이 대답했다. "성관계는 죽을 때까지 계속될 수 있답니다." 68세의 한 과부는 다음과 같은 결정적인 대답을 했다. "간략하게 요약하면, 마음껏 하진 못하지만, 더 즐긴답니다."[3]

나이와 성관계에 대한 잘못된 믿음은, 나이와 정신력의 관계에도 잘못 적용되어

왔다. 비네지능검사Binet intelligence tests는 미국에서 처음 이용되었는데, 이 검사법은 인간의 지능이 성기능과 함께 발전하며 16세에 정점에 이른다고 가정한다. 1920년대의 어떤 연구자들은 이 정점을 13세 정도로 낮추어 잡았다. 그들은 인간의 지능이 정점을 지나면 더 이상 발전하지 않는다고 보았다. 1920년대가 아마도 노화와 다른 능력들을 연결시킨 잘못된 믿음이 대중화되기 시작된 때일 것이다.

하지만 1930년대에 개발된 웩슬러검사Wechsler tests에서는 비네지능검사에 오류가 있다는 결론을 내렸다. 이 검사에 따르면 많은 사람들이 나이 들면서 더 똑똑해지는 것으로 나타났다. 또한 나이에 따라 사용되는 지능이 다르고, 지능이 정점에 도달하고 감퇴하는 시기도 다르다는 흥미 있는 결과를 보고했다. 더 재밌는 것은 나이가 들어도 전혀 지능이 감소하지 않은 사람들도 있었다는 점이다.

　사람들은 노인들이 다음과 같이 말하는 것을 자주 듣는다. "예전만큼 머리가 잘 안 돌아가", "그런 건 잘 모르겠네." 알츠하이머병Alzheimer disease에 걸려 기억력이 떨어진 노인들도 이와 같은 말을 한다.

20세기에 들어서 변화가 급속도로 진행되면서, 젊은 세대가 윗세대보다 더 많은 정보를 접하고 있는 것에 우린 이미 익숙하다. 하지만 지능이 나이 때문에 달라지고, 문화와 교육 때문에 달라진다는 생각이 맞는 걸까?

　이러한 질문에 대해 명확한 대답을 하기 위해서는 좀 더 정밀한 과학적 조사가 선행되지 않으면 안 된다. 나이에 따라, 단일 그룹의 사람들의 지능을, 장기간에 걸쳐, 변화를 추적하며 측정해야 알 수 있다. 방대한 집단의 사람들을 추적 조사하며 20년에서 30년 정도 간격으로 다시 테스트해야 하는 어마어마한 작업이 필요하다. 아주 소수의 연구 집단만이 이런 조사를 할 수 있을 것이다.

"성인의 정신발달에 대한 종단연구Longitudinal Studies of Adult Psychological Development"라는4 이름으로 8개의 독특한 리포트가 발표되었다. 이 리포트의 편집자인 워너샤이에K. Warner Schaie가 행한, 시애틀Seattle에서의 21년간의 연구가 이 책 『소마틱스』의 근간을 이루고 있다.

　　샤이에의 연구는 25세에서 67세까지, 1,656명의 사람들을 대상으로 1956, 1963, 1970, 1977년 네 차례에 걸쳐 이루어졌다. 이 연구에 참가한 이들은 지능의 증가와 감소 결과를 계속해서 검사받았다. 연구 결과는 인간의 지능이 16세 정도에 정점에 달한다는 것을 부정한다. 예를 들어, 인간의 산술 능력은 32세까지도 정점에 도달하지 않았다. 이성적 사고능력은 39세, 언어 사용 능력은 46세, 상대방의 말을 듣고 이해하는 능력은 53세가 되어도 정점에 도달하지 않았다.5 나이에 따라 지능이 쇠퇴하는 것이 아니라 오히려 증가, 계발 되었다. 이것은 놀라운 발견이다.

그런데 왜 실험에 참가한 모든 사람들에게서 똑같은 결과가 나타나지 않았을까? 왜 누군가는 지능이 감소하는데, 다른 사람은 오히려 점진적으로 증가하는 걸까? 다양한 가능성을 비교해본 결과 샤이에는 '유연한 성격 유형flexible personality styles'을 가진 사람이 다른 사람들보다 나이 들면서 더 높은 지능을 보인다는 결론을 내렸다. 따라서 지능은 우리가 살아 왔고 또 현재 살고 있는 방식을 반영한다. 샤이에는 다음과 같이 말한다.

"… 일반적으로 노인들은 평균적인 지적 수행능력이 81세가 되어서야 젊은이들보다 밑으로 떨어지는 현상을 보인다."[6]

샤이에는 '유연한 성격 유형'과 함께 고차원적인 지적 능력을 지속하는데 필요한 두 가지 조건을 정확히 찾아냈다. 첫째는 기분 좋고 스트레스를 덜 받는 개인적인 환경이고, 둘째가 관절염이나 심혈관질환이 없는 상태였다.

최종적으로 그는 다음과 같이 강하고 확신에 찬 말로 이 책에서 주장하고 있는 내용을 지지해주고 있다.

> "나는 사용하지 않으면 잃게 될 것use-it-or-lose-it이라는 원칙을
> 유연한 근육 상태를 유지하는 것뿐만 아니라, 유연한 생활 태도
> 그리고 이와 관련된 높은 수준의 지적 수행능력에도 적용시킬 수 있다는
> 결론에 도달하였다."[7]

Chapter 12

기대: 정신자세의 중요성
Expectation: The Role of Mental Attitude

기대expectaion는 정말 중요한 단어 중 하나이다. 기대는 인간이 절대 피할 수 없는 경험인 시간time과 밀접하게 연관되어 있다.

우리는 시간 속에서 산다. 이 말은 우리는 지속적인 변화와 함께 살아간다는 뜻이다. 이 순간 후에 다음 순간, 오늘이 지나면 내일, 올해가 가면 내년이 온다. 사는 것과 나이 드는 것은 동일한 사건이다. 인간은 시간 안에서 살아가고, 그 삶은 과거에서 미래로 흐르는 시간의 변화 위에 존재하기 때문에, 그 변화의 가장 첨단에 있는 것이 '기대'이다.

기대는 인간을 과거에서 미래로 이동시킨다. 항해하는 배의 뱃머리와도 같은 것이 기대다. 뱃머리의 방향은 배가 가는 방향이다. 뱃머리는 배의 움직임을 주도한다. 뱃머리가 위를 향하면 배는 위로 움직일 것이고, 아래를 향하면 아래로 갈 것이다.

뱃머리가 배를 이끌듯 우리 인생의 항로 또한 기대를 따른다.

자아성취 예언self-fulfilling prophecy이란 표현에는 우리가 기대한 것이 실제로 일어나게 된다는 의미가 들어있다. 기대는 미래를 예언하는 것뿐만 아니라 그 일이 일어나는 데 직접적인 관여를 한다. 기대의 이런 예언적 힘은 인간의 웰빙에서도 핵심적인 역할을 한다.

플라시보placebo 효과를 떠올려 보라. 이 말은 라틴어에서 비롯된 흥미로운 단어인데, '기쁘게 해드리겠습니다I shall please'라는 의미를 지니고 있다. 카톨릭교회의 예배식에서 신부들은, "하나님을 기쁘게 해드리겠습니다"라는 표현을 사용한다. 나중에 이 말은 다른 사람에게 아첨하거나, 그들을 흡족하게 할 때 널리 사용되었다. 19세기에 이르러서 의사들은 치료효과를 기대할 수는 없지만 그래도 환자를 흡족하게는 해주는 약물을 지칭하는데 이 단어를 사용했다. 하지만 얼마 안 가서 의사들은 이상한 현상을 발견했다. 아무런 효과가 없을 것 같았던 위약僞藥이 좋은 결과를 가져왔던 것이다. 단지 환자가 가짜약이 아니라는 사실을 믿게 했을 뿐인데 말이다. 만일 환자가 설탕을 자신에게 도움이 되는 약으로 알고 먹으면 실제로도 도움이 되었다. 이것이 플라시보 효과다.

의료 전문가들은 자신들이 지닌 기술이 환자를 치료한 것이라고 생각해왔다. 하지만 플라시보 효과에 대한 연구는 이를 반박한다. 에반스F. J. Evans는 통증감소제로 쓰이는 모르핀morphine과 아무런 쓸모없는 '위약placebo pill'을 비교해보는 정밀한 연구를 수행했다. 결과는 놀라웠다. 위약은 모르핀의 56퍼센트 정도 효과를 보였

• 감각운동기억상실증의 원인

다.[1]

무엇이 플라시보만으로도 이렇게 강력한 진통 작용을 하게 만든 걸까? 답은 하나, 바로 '기대'였다.

아스피린(54퍼센트), 코데인(56퍼센트), 다르본(45퍼센트) 같은 진통제를 가지고 한 실험에서도 결과는 거의 비슷하게 나타났다. 어떤 진통제든 그 비율은 거의 일정하게 나온다는 사실은 놀라운 일이다.

정보가 늘어날수록 의사들은 플라시보 효과가 진통제에만 국한된 것이 아니라는 사실을 알게 되었다. 부신의 호르몬 분비, 협심증, 천식, 적혈구 검사, 혈압, 암, 일반적인 감기, 기침 반사, 당뇨병, 구토, 발열, 위세크레틴 호르몬 분비와 이동, 두통, 불면증, 다발성경화증, 경구피임약, 파킨슨병, 동공 수축과 확장, 호흡, 류마티스 관절염, 배멀미, 궤양, 백신, 혈관운동, 피부 사마귀 등이 다양한 형태의 비교 연구를 통해 위약이 실제로 효과가 있다는 사실이 증명되었다.[2] 이 목록은 소마관점을 강력하게 지지해준다. 다시 말해, 기대가 신체의 자기조절self-regulation 기능을 증진시키는 요소로 작용한다는 이야기이다.

'위약'이 매우 일관된 결과를 낳는다는 사실을 알고, 제약회사들은 약물 실험을 할 때 자동적으로 플라시보 효과를 확인하게 되었다. 이것을 이중맹검법double-blind 이라고 한다. 이것은 검사자와 피검사자 모두 어떤 것이 진짜 약이고, 어떤 것이 위약인지 모르는 상태에서 신약의 효과를 판단하는 검사이다. 에반스는 다음과 같은 결론을 내린다. "플라시보 효과는 치료 과정에서 고려해야 할 중요한 요소이다. 그 효과가 긍정적이든 부정적이든 독립적으로 평가해야 하며, 그 결과 또한 독립적으로 조사할 만한 가치가 있다."[3]

플라시보 효과는 제약 분야만이 아니라 수술에서도 효과를 발휘한다. 비처H. Beecher는, "플라시보 효과를 이용한 수술Surgery as a Placebo"이라는 논문을 통해, 플라시보 수술이 협심증 환자의 통증 감소에 어떻게 이용될 수 있는지 이야기한다.

　　일반적으로 협심증 수술은 피부를 절개하고 나서 유방동맥mammary artery을 묶는다. 그런데 외과 의사 몇 명이 환자를 두 팀으로 나누어서, 한 팀은 피부 절개후 유방동맥 묶는 시술을 하고, 다른 팀은 절개 후 아무 것도 하지 않은 후 결과를비교해 보았다. 결과는 놀라웠다. 피부 절개 후 아무 것도 하지 않은 환자들 100퍼센트가 운동능력 향상을 보였다. 또한 협심증에 사용하는 통증감소제인 니트로글리세린nitroglycerine 투약을 줄여도 괜찮게 되었다. 이 환자들을 6주 후, 또 6개월후 재검사 했는데도 놀랍게도 여전히 똑같은 향상을 보였다. 절개 후 시술을 한 팀은 76퍼센트 밖에 향상되지 않았다.

플라시보 효과는 바이오피드백 운동 분야와 심리요법에도 이용되어 좋은 결과를가져왔다. 화, 부종, 빈맥, 혈관 수축, 공포증, 그리고 우울증에도 효과를 보였다. 기대가 인간의 모든 질환에 작용한다는 것을 알 수 있다.

플라시보 효과가 임상 의료에 널리 이용되면서 과학자들은 '심리신경면역학'이라는 학문을 만들어냈다. 이 학문은 면역계가 독립된 기능을 하는 것이 아니라 중추신경계와 연관성이 높다는 생각을 기반으로 한다. 또한 감정, 태도, 의식 상태 등이 특정 신경전달물질을 자극하고 그로 인해 면역계에도 영향을 미친다고 가정한다.

심리신경면역학psychoneuroimmunology은 기대와 같은 의식 상태가 중추신경계뿐만 아니라 면역계에도 영향을 미친다는 이론을 내세우는데, 이것은 확실한 소마관점이다. 다시 말해, 자신의 신체와 건강에 대한 태도와 믿음이 앞으로의 건강에 엄청난 영향을 미친다는 것이다.

만일 자신의 몸이 탄력있고 건강하다고 믿는 사람은 실제로 그 상태가 될 확률이 높다. 반대로 나이 들면 신체 구조가 붕괴되고 기능이 제한된다고 믿는다면 실제로 그렇게 될 수도 있다는 말이 된다. 기대가 실제로 자기성취self-fulfilling를 이루어, 일어나기를 기대하는 것이 정말 일어나는 것이다.

특정 나이가 되어 신체에 이상이 생겼을 때, 그것을 어떻게 해석하느냐가 중요하다. 만일 이것을 심각한 질병의 징조로 여기고 나이 들어서 어떨 수 없이 생기는 쇠퇴로 간주한다면, 우리는 그러한 생각을 당연한 것으로 받아들이고 있는 것이다. 나이 들면 병든다는 생각을 일반적인 일로 받아들이는 것은, 그런 병에 걸리고 싶다는 것과 마찬가지다. 이런 마음 상태는 우리의 뇌와 면역계에 위험한 반응을 촉발시킨다. 질병에 걸렸다는 생각에 마음을 기부giving in하는 것만으로도 우리의 자기치유self-healing 능력이 꽁꽁 묶이게 되는 것이다.

만일 습관적으로 신체의 불편함에 얽매이게 되고, 최악의 상황을 기대하게 되면, 불편함은 만성화 되고 지속적으로 몸에 각인된다. 결과적으로 더 나은 건강 상태가 되는 것을 스스로 저항하는 꼴이다. 이안위크램Ian Wickramasekera 교수는 의학 분야를 연구하는 학자이다. 그는 플라시보 효과에 대한 분석을 통해 부정적인 기대negative expectation의 결과에 대해 다음과 같이 이야기한다.

"요통, 당뇨병, 심혈관계 기능장애, 근골격계 기능장애, 암 등과 같은 만성 질환에 플라시보 효과가 영향력을 발휘하는 것 같다. 이렇게 장기간 또는 간헐적으로 진행되는 질환과 외상은 부정적인 조건화부정적인 기대가 진행되어 그 병을 앓는 기간을 더욱 지속시킨다. 하지만 이런 만성 질환은 중간 중간 조건화를 깨트리는 생화학적 원인을 제공하면플라시보를 처방 강력한 역전 반응이 진행된다. 그로 인해 부정적 조건화가 비활성 상태로 되어 운동시스템에 긍정적인 영향이 간다. 조건화를 끊는 자극은 건강을 개선시키는 데 악영향을 끼치는 적응반응에 막대한 저항력을 가한다."[5]

이 말은 '노화'가 단지 잘못된 믿음의 결과라는 것을 명확히 해준다. 노화가 일어난다는 믿음이 오히려 질병을 가중시키는 것이다. 따라서 몸에서 느껴지는 안 좋은 반응을 현명하게 이해하고 긍정으로 대처함으로써 질병, 외상, 기능장애를 직접적으로 예방할 수 있다.

요약하면, 만일 사람들이 소마운동과 같은 인체의 '자기조절' 능력을 개선시키는 방법을 통해, 자신의 몸을 현명하게 인지하고 긍정적인 정신자세로 대처한다면, 나이 들어 피할 수 없다고 잘못 알려진 질병들 대부분은 겪지 않아도 될 것이다.

• 감각운동기억상실증의 원인

생각해보기:

늙지 않는 샘물 마시기

나이를 뜻하는 영어 단어 age는 단순하게 해석하면 존재기간a period of existence 을 의미한다. 하지만 이 단어는 매우 매력적인 단어이다. 왜냐하면, 겉으로 들리는 소리보다 그 밑에 드리워진 의미가 매우 함축적이기 때문이다.

　무엇보다도 그 어원이 흥미롭다. age는 라틴어 어근인 aetus에서 나왔고, 'belonging to', 'proper to'라는 의미를 지닌 aticus가 되었다. 이 말은 silvaticus'숲' 을 뜻하는 silva, viaticus'길'을 뜻하는 via가 되었다. 나중에 aticus는 프랑스어 접미사 인 age로, silvaticus는 savage로, viaticus는 voyage로 변화되었다. Age는 영어의 language, village, marrage, postage 등과 같은 단어의 접미사가 되었다.

나이는 존재기간의 의미뿐만 아니라 더 넓게는 존재기간의 '특징'을 나타낸다. 사 전에서 age는 동사로 사용되기도 하며 'to age' 즉, '늙어가다'는 의미를 지닌다. 그 런데 정말 '늙어가다'는 말의 의미는 무엇일까?

old라는 단어는 라틴어 어근인 alo에서 왔다. 고대 게르만어의 alt에 해당된다. 그 런데 이 단어는 놀랍게도 영양분을 공급하다to nourish, 키우다bring up는 의미를 지니고 있었다. 또한 alo는 '힘을 높이다', '증진시키다', '진보하다'는 의미도 가지 고 있다. 지금보다 더 크고, 더 깊어진다는 뜻이다. 따라서 to age는 to grow up의 의미이다. 이것은 to grow old라는 의미와는 정반대다. to grow old라는 표현에서

old는 신체가 훼손되고, 비틀리고, 퇴화하고, 허물어져 가며, 더 이상 유용하지 않다는 의미를 가지고 있기 때문이다.

단순하지만 호기심을 자극하는 단어, 하지만 그 의미가 애매모호했던 단어인 age는 어원 분석을 통해 더 커지고 깊어진다는 의미와 감쇄, 퇴화, 노쇠한다는 의미를 동시에 가지고 있다는 사실을 알게 되었다.

　　노화aging라는 말에는 성장growth과 퇴행degeneration의 양면성이 동시에 존재한다. 이 말은 인간의 삶이 프로그램 되었거나 예측 가능한 것이 아니라는 것을 암시해준다. 다시 말해, 인간 삶의 방향이 고정되어 있지 않고 성장과 퇴행 양면으로 열려있다는 의미이다.

　　인간의 삶 자체가 예측할 수 없기 때문에 우리는 끊임없이 이 애매모호한 인생길에 통찰의 힘을 발휘해야 한다. 즉, 성장과 주도력을 높이는 방향으로 갈 것인지, 아니면 퇴행과 노쇠를 향해 갈 것인지는 우리 자신에게 달려 있다는 말이다.

'나이'라는 단어는 고대로 갈수록 그 뜻이 퇴행보다는 성장의 의미를 지니고 있다. 노화라는 말이 지닌 원래 의미는 수천 년 동안 인류의 집단무의식에 남아 그 본래의 가능성을 발견해주길 기다리고 있었다.

　　우리는 이제 '기대'가 신체에 어떤 영향을 미치고, 얼마나 중요한 것인지 알게 되었다. 노화는 성장과 퇴행이라는 양면성을 동시에 지닌다. 앞으로 살아갈 날들을 진보와 개선으로 기대한다면 그러한 삶을 살게 될 것이고, 지속적인 퇴행과 쇠퇴로 여긴다면 역시 그렇게 살아갈 것이다. 이게 바로 자기성취 예언이 실현되는 모습이다.

• 감각운동기억상실증의 원인

기대는 믿음 체계, 다시 말해 자기정당화self-justifying를 이끄는 뱃머리에 해당된다. 이 뱃머리의 방향이 우리의 미래를 이끈다. 기대는 60년 후에 우리가 "이게 바로 내가 기대했던 삶이다"라고 웃으며 확신할지, 아니면 똑같이 "이게 바로 내가 기대했던 삶이다"라고 얼굴을 찡그리며 쇠약한 표정을 지을지를 결정한다. 이 두 가지 정반대되는 결과 모두 자신이 기대했던 결과이다.

시간은 삶의 화폐다. 따라서 우리는 60년 후에 무엇이 일어날지 걱정하며 살 수만은 없다. 60년 후에 과거를 돌아보며 걱정하는 것은 너무 늦다. 우리가 성장할지 퇴행할지 하는 것은 결정된 운명이 아니라 기대를 통해 발생하는 가능성이라는 것이 중요한 사실이다. 시간은 삶의 화폐이며 항상 미래로 흐른다. 하지만 우리는 아직 그것을 다 소비하지 않았다. 우리가 '지금' 어떤 기대를 하며 그 화폐를 사용하느냐가 미래를 결정한다. 이러한 투자 법칙을 이해했다면, 우리는 자신이 미래에 기대하는 가능성을 향해 똑같은 형태의 투자를 할 수 있을 것이다.

삶에서 어떤 투자를 하느냐가 자신의 미래를 결정한다. 그런데 사람들이 부동산이나 주식 투자보다 더 중요한 '생명'에 대해 그만한 투자를 하지 않는 것은 의문이다. 나는 자신의 물질적 소유에 대한 것보다 몸의 미래에 대한 투자를 소홀히 하는 사람들을 수없이 봐왔다. 어김없이, 그들은 자신이 기대했던 것, 즉 건강하지 못한 몸을 미래에 얻게 된다. 성경에는 다음과 같은 유명한 말이 나오는데 지금 이 상황을 적확하게 표현해준다. "사람이 온 세상을 얻었으되 자기 자신의 영혼육체을 잃는

다면, 무슨 이득이 있겠느냐?"[i]

지금까지 우리는 기대가 신체에 어떤 영향을 미치는지 충분히 알게 되었다. 영혼 soul과 육체body를 합쳐 소마soma라고 한다. 긍정적인 기대는 이 소마를 개선, 진보시키며 더 깊이 있게 그리고 더 성숙하게 만든다. 행복한 기대는 인간을 상승시키는 원동력이기 때문이다.

인간이 성숙해 나가는 존재라는 사실을 아는 사람은, 자신에게 스트레스와 외상을 통제하고 견딜 수 있는 힘이 있다는 사실을 잘 알고 있다. 이런 사람은 살아가면서 발생하는 많은 통증과 기능장애가 '피할 수 없는 퇴행'이라고 생각하지 않는다. 그들은 자신의 미래를 위해 신체의 자기조절 능력을 개선하고 적응능력을 높이며 삶을 조율해 나간다.

나이 드는 것이 성숙의 과정이라는 것을 아는 사람은 삶에서 겪는 질병과 다채로운 문제를 극복하며 승리자로 살아간다. 패배도, 포기도 하지 않고 삶이 선사하는 생명의 연못에서 지혜의 물을 마시며 스스로를 구원하고 젊음을 되찾는다.

---

i 성경 마가복음 8장 36절에 나온다. "사람이 온 세상을 얻었으되 자기 자신의 영혼을 잃는다면, 무슨 이득이 있겠느냐?"(For what shall it profit a man, if he shall gain the whole world, and lose his own soul? 『King James Bible』)
토마스 한나는 영혼soul 옆에 괄호를 치고 육체body를 집어넣어, 영혼과 육체를 동시에 바라보는 관점인 소마의 건강을 강조한다.

나이에 대한 자부심

늙음을 경멸하고 젊음에 아부하게 만든 점이 스핑크스의 수수께끼가 끼친 악영향이다. 이 신화는 인류가 젊음을 찬양함으로써 늙음을 미워하는 마음을 갖게 했다. 안타까운 것은 이런 경향이 점차 대중화 되면서 노인 인구가 폭발적으로 증가하는 현대 사회에 직접적으로 반영되고 있다는 점이다.

주변에 나이 드는 것을 불길하고 비극적인 사태로 생각하는 사람들이 많아지고 있지 않은가? 젊음을 동경하며 그 시절이 다시 오지 못한다는 것에 좌절하는 사람은 없는가? 이러한 갈망이 집착으로 변해, 겉모습만이라도 젊게 보이려고, 노화된 피부와 머리카락을 바꾸는 등 수단과 방법을 가리지 않고, 다양한 가면을 쓰고 있는 사람이 많아지는 현상이 눈에 보이는가?

나이 드는 것을 경멸하는 것은 자신의 삶을 경멸하는 것이다. 또한 이는 생명의 본질에 대한 무지에서 오는 안타까운 행동이다.

젊음은 머무는 곳이 아니라 지나가는 과정이다. 젊음은 힘이 있지만 숙련된 솜씨는 없다. 숙련된 솜씨야말로 오랜 시간에 걸쳐 습득되는 최고의 힘이다. 젊음은 속도가 있지만 효율은 없다. 효율이야말로 오랜 시간에 걸쳐 습득되는 목표 달성을 위한 최선의 방법이다. 젊음은 재빠름이 있지만 신중함은 없다. 신중함이 있어야 정확한 의사결정을 내릴 수 있다. 젊음은 에너지와 지능이 있지만, 이 에너지와 지능을 적절히 활용해 최선의 판단을 내리는 능력은 없다. 적확한 판단이야말로 결국 지성의 보증수표이다. 젊음은 유전자가 부여하는 아름다움이 있다. 하지만 진정한 성취의 아름다움은 아니다. 젊음은 약속의 빛이 있지만, 목표 달성의 광휘는 없다. 젊음은 밭을 갈고 씨를 뿌리는 시기이지, 수확과 결실의 시기는 아니다. 젊음은 무지와 순수로 가득한 상태이지만, 지식과 지혜로 가득한 시기는 아니다. 젊음은 채움을 기다리는 비움의 상태, 실현을 기다리는 가능성, 초월을 기다리는 준비 상태이다.

요약하면, 젊음은 성숙과 채움, 깊이가 형성되기 이전 상태이다. 살아가고 나이 드는 것이 성숙과 진보의 과정이라는 사실을 모르는 것은, 반드시 알아야 할 삶의 제1원칙을 모르는 것과 같다. 젊음이 더 나은 진보와 채움, 깊어짐으로 나아가는 응축된 갈망의 상태임을 모르는 사람은, 단지 젊음이 주는 외형적 이미지에 경도되어 삶의 제1원칙을 망각하며 사는 것과 같다.

사람은 뇌를 가지고 있다. 이 뇌는 무제한의 배움과 적응 능력을 지니고 있다. 또한 성숙과 진보로 나아갈 수 있도록 유전적으로 디자인 되어있다. 더 나은 성장을 기대하지 않는 사람은 인간 자체를 이해하지 못하고 있는 것이다. 또한 성장을 향해 나아가지 않는다는 것은 신에게 부여 받은 생명의 가능성을 제대로 활용하지 않는 것이다. 따라서 쇠퇴와 퇴행을 기대하며 사는 삶은 우리의 생명과 그 생명에 기록된 생물학적 가능성의 약속을 저버리는 일이다.

역사가 새로운 시대로 진보하면서 전 인류의 4분의 1이 65세 이상의 노인으로 변해가고 있다. 우리는 인간의 생명에 내포된 가능성에 대해 새롭게 배워야 한다. 젊음을 찬양하고, 나이 드는 것을 두려워하며 피하는 것은 옳은 일이 아니다. 이것은

• 감각운동기억상실증의 원인

나이 들면서 얻는 성장, 성취, 만족 그리고 희열에 대해 이야기 하는 수많은 연구 성과를 눈 감고 무시하는 것과 같다.

내 첫 번째 관심사는 노화에 대한 공포로부터 인간의 의식을 자유롭게 해주는, 과학적이고 실질적인 정보를 제공하는 것이다. 나이 드는 것을 두려워하는 것은 무지의 산물이다. 그리고 이러한 무지는 앞에서 이야기했던 과학적인 연구 결과와 이 책 3부에서 제공하는 소마운동으로 제거시킬 수 있다. 소마운동은 나이 들면 구부정한 노인이 되어야 한다는 오래된 미신을 역전시킬 수 있는 도구가 될 것이다. 이러한 역전은 의사, 병원, 건강 전문가들이 만들어주는 것이 아니다. 자기 인지self-awareness, 자기조절self-regulating을 통해 스스로를 '학습'시키며 자신의 삶을 통제하고 싶은 '개인'이 그러한 역전을 만들어 나가야 한다.

인구폭발 시대가 되면서 '하드 테크놀로지'가 아닌 '소프트 테크놀로지'가 인류에게 필요하게 되었다. 소프트 테크놀로지란 우리가 지금까지 이야기해 온 소마 테크놀로지를 말한다. 이 기술은 자신의 몸과 마음을 통제하는 법을 알려준다. 소마운동은 몸과 마음으로 동시에 배우는 소프트 테크놀로지이다.

현대는 소프트웨어 시대이다. 소프트웨어는 기계를 구동시키는 프로그램이다. 기계 자체보다 이 프로그램이 중요하다. 컴퓨터는 소프트웨어가 없으면 전혀 작동하지 않는다. 올바른 컴퓨터 언어로 만들어진 올바른 프로그램이 있어야 이 마술과도 같은 인공두뇌를 구동시킬 수 있다. 똑같은 논리로, 소마운동에 대해 올바른 방법과 올바른 이해로 접근해야, 마술과 같은 기능을 하는 인간의 중추신경계를 열고, 살아가는 동안 지속적으로 그 능력을 활용할 수 있다.

감각운동기억상실증은 극복할 수 있고, 피할 수 있다. 또한 우리는 자신의 육체와 생명이 더 나은 생산성, 만족감, 자부심을 갖도록 할 수도 있다. 나는 인간이 되찾아야만 하는 것은 '나이에 대한 자부심'이라고 믿는다. 나이가 들수록 행복해지고, 나이가 들수록 희망의 약속으로 멋이 풍기며, 나이가 들수록 열린 가능성을 즐거워해야 한다. 모든 사람들이 나이 드는 것을 충만함으로 나아가는 징표로 알아야 한다. 젊음의 열정을 불살라 더 나은 미래에, 행복과 충만한 삶을 살 수 있다고 배워야 한다.

태어나서 성숙하고 죽을 때까지 젊음이 유지된다는 긍정적인 기대를 해야 한다. 최선의 삶을 기대하고, 이러한 기대를 보증해주는 기본적인 소마기술을 익혀라. 긍정적인 기대와 소마기술은 당신을 전혀 다른 노인으로 만들어 줄 것이다. 나는 노인학에서 가장 멋진 사건이 노인인구의 증가가 아니라 '정신자세'의 전환이라고 믿는다.

나는 숙련된 솜씨, 효율성, 신중함, 적확한 판단력, 성취를 이루는 실질적인 능력을 가진 노인 집단이 태동해 우리 사회에 가능성을 열어줄 것임을 예상하고 있다. 조금만 숙고해 보아도 이것은 명확한 사실이다. 왜냐하면 가장 경험 많고, 숙련되어 있으며, 배움이 많은 사람들이 신뢰성 있는 리더십과 탁월한 능력을 가진다는 것은 자명한 일이다. 나이가 들면서 생기는 SMA를 피하고, '긍정적인 기대'로 '나이에 대한 자부심'을 갖는 일은 반드시 일어날 수밖에 없다고 나는 생각한다. 우리의 뇌가 가진 엄청난 가능성이 성숙한 인간으로 질적인 변화를 가능케 하는 원동력이 될 것이다. 인간이 자신의 감각운동 과정을 통제하고 스트레스에 적응하는 기

• 감각운동기억상실증의 원인

술을 마스터 할 수 있다면 말이다.

나이 드는 것이 모험이라는 말은, 삶 자체가 모험이라는 말과 같다. 실제로 모든 사람들의 삶은 위대한 모험이다. 또한 이 개인의 모험은 초록별 지구 위에서 진화해온 인간 집단의 모험이라는 커다란 과정의 일부이다. 그리고 지구의 모험은 측정 불가능한 우주의 모험과 궤를 함께하고 있다.

　　인류는 변화하고 있다. 현재, 이 변화는 가속화되고 있다. 그리고 현재의 변화는 위기와 기회가 주는 전율로 가득하다. 변화의 물결이 모여 힘을 응집하고 인류를 미래로 이끄는 것을 우리는 전율로 느끼는 것이다.

인류는 거대한 변화의 시대를 헤쳐 나가야만 한다. 긍정의식을 가지고 이 변화가 좋은 방향으로 이루어질 것이라는 '기대'를 해야 한다. 덧붙여 의식적으로 더 좋은 방향을 설정해야 한다. 그 방향은 인간이 좀 더 자유로워지는 곳이다. 우리는 미래를 원하는 형태로 만들어 나가야만 한다. 이 과정에서 노화에 대한 오래된 신화old myth가 새로운 신화new myth로, 좀 더 희망차고 밝은 신화로 바뀌는 것을 보게 될 것이다.

　　인간은 모두 자신의 마음 깊은 곳에 있는 '신화'를 따라 살아간다. 변화의 흐름이 인간의 자유를 향해 나아간다면, 우리는 오래된 노화의 신화가 잿더미에 묻히고, 새로운 신화, 즉 '삶은 끊임없는 성숙과 확장의 과정'이라는 긍정의 신화가 탄생하게 될 것이다.

PART 3

소마운동 프로그램
The Somatic Exercise Program

나는 중년이 되면서 서서히 나타나기 시작하는 감각운동 기억상실증의 영향을 줄이기 위해 소마운동을 고안했다. 이 소마운동은 이스라엘 과학자인 모세 펠덴크라이스Moshe Feldenkrais 박사의 독창적인 작업에 기반을 두고 있다. 1975년 나는 미국에서 펠덴크라이스 요법 트레이닝 코스를 후원하고 총괄했다. 그때부터 펠덴크라이스의 혁신적인 신체 재교육 기법은 세계로 널리 퍼져 나갔다.

여기서 제시하는 프로그램은 물리적 운동요법이 아니라 소마운동이다. 이 운동은 근육을 내적으로 통제하는 뇌의 감각운동 영역에 변화를 줄 수 있도록 구성되어 있다. 뇌와 신체를 동시에 활용하는 운동이기 때문에, 이 운동을 하는 동안 각각의 움직임 패턴을 최대한 의식적으로 훈련하는 것이 중요하다.

소마운동 프로그램은 점진적으로 진행되는데, 주로 SMA가 일어나는 몸의 중심부에 초점을 맞추고 있다. 앞의 4레슨에서는 몸의 중간, 즉 중력중심부에 있는 근육을 느끼고, 통제하는 법을 훈련한다. 다음 2레슨에서는 몸의 말단 부위, 즉 팔, 다리, 목을 다루고, 마지막 2레슨에서는 인간 몸의 핵심적인 기능인 호흡과 보행에 대해 다룬다. SMA가 생기면 항상 호흡과 보행에 제한이 일어난다.

Chapter 13

소마운동에서 최대 효과를 얻는 법
──── The Maximum Benefit of Somatic Exercise ────

소마운동을 하면서 반드시 기억해야 할 점은 이 운동이 당신의 중추신경계에 영향을 줌으로써 근육계를 변화시킨다는 사실이다. 이 중요한 사실을 기억하지 못한다면 운동의 효과 또한 감소하게 될 것이다.

　　다음의 규칙을 따른다면 8가지 움직임패턴movement pattern으로 구성된 소마운동에서 최대의 효과를 볼 수 있을 것이다.

1. SMA의 속성에 대해 배우도록 하라. SMA가 당신 뇌에서 어떻게 발생하는지, 신체의 어느 부위에서 발생하는지 이해하라. 이 내용은 2부에 소개되어 있다.

당신의 두뇌와 신체가 스트레스와 외상에 어떤 영향을 받는지 아는 것은 소마운동의 효과를 지속시키는 데 중요한 요인으로 작용한다. 대부분의 사람들이 소마운동을 배운 초기에는 신체가 이완되고 활력이 살아나는 마술 같은 느낌을 받는다. 하지만 진정한 '마술'은 이러한 활력을 지속적으로 유지하고 계발시키는 법을 익히는 것에서 생겨난다.

자신의 신체 내부를 민감하게 느끼고 통제하는 힘이 커질수록, 이 책『소마틱스』의 각 장에서 제시하는 정보를 틈틈이 확인하기 바란다. 여러분의 몸이 좋아질수록 각 장과 단락의 의미가 더욱 와 닿을 것이다. 또한 몸에 대한 이해가 증가할수록 자기 자신에 대한 이해도 증가하게 될 것이다.

2. 소마운동을 하는 동안에는 다른 무엇보다도, 몸을 움직일 때 발생하는 내적인 느낌에 집중해야 한다.

여기서 제시하는 동작들은 SMA에 가장 많은 영향을 받는 신체 부위를 다루는데 초점이 맞추어져 있다. 소마운동을 하는 동안 감각인지를 높이는 것에 집중하면서 그 움직임을 주의 깊게 통제해야 한다.

개별 동작을 하면서 곧바로 그 동작이 주는 느낌을 포착해야, 감각피드백을 활성화시킬 수 있다.

3. 동작을 하는 동안 걸리적거리는 옷 보다는 편안하고 헐렁한 옷을 입고, 카펫이나 매트에 누워서 시행하라.

카펫이나 매트는 편안하지만 견고한 바닥을 형성해준다. 또한 움직임을 좀 더 정확하게 느끼면서 할 수 있게 해준다. 힘이 없고 움직임이 불편한 사람은 침대 위에서 해도 좋다. 매트가 견고할수록 운동의 효과는 높아진다. 따라서 되도록 카펫이나 매트 위에서 하는 것이 좋다.

소마운동의 목적은 긴장된 근육을 이완시키는 것이다. 따라서 걸리적거리거나 몸을 꽉 죄는 옷을 입고 하는 것은 효과가 떨어진다. 스포츠 선수들이 운동할 때 쓰는 용품들도 필요 없다. 왜냐하면, 소마운동은 '땀을 뻘뻘 흘리며 하는 운동'이 아니기 때문이다.

마지막으로 주변 사람들에게 방해받을 만한 곳이나 주의를 분산시키는 장소는 피해야 한다. 운동을 하는 동안에는 그 움직임패턴과 내부 감각에만 집중해야 한다. TV가 있는 방이나 음악이 흘러나오는 곳도 감각운동 능력을 높이는 데 방해가 된다.

거울이 있는 것이 자세를 바르게 하는 데 도움이 될 거라고 생각할지 모르지만 실제로는 그렇지 않다. 자신의 눈 보다는, 자신의 감각운동시스템을 통해 움직임을 인지하는 것이 더욱 중요하다.

집중력을 유지하는 방법 중 하나는, 각 동작의 지시사항을 레슨 하는 동안 큰 소리로 읽는 것이다. 녹음기기가 있다면 각 레슨을 적절한 속도로 녹음해서 들고 다니며 연습해도 좋다.

4. 항상 느리게 움직여라.

느리게 움직여야 동작을 하면서 일어나는 모든 일들을 당신의 두뇌가 알아챌 수 있다. 운동선수들은 자신의 경기를 슬로우모션 동영상으로 틀어놓고 관찰, 분석한다. 이런 훈련은 자신의 움직임을 세밀하게 알 수 있는 좋은 방법이다. 똑같은 원칙이 소마운동을 할 때에도 적용된다. 느리게 움직일수록, 더 많은 것을 느끼게 될 것이다.

첫 번째 레슨만으로도 당신에게 변화가 시작될 것이다. 하지만 첫 레슨의 동작들이 마음속에 명확히 자리 잡고, 그 움직임패턴이 익숙해져 편한 느낌이 들기 전에는 다음으로 넘어가지 말라.

다음 레슨으로 넘어가기 전에 앞 단계를 적어도 한 번은 반복하는 것이 좋다. 소마운동은 단계별로 구성되어있다. 따라서 앞 단계 동작을 마스터 하고 다음으로 넘어 가는 것이 효과적이다. 이런 식으로 마스터한 동작들은 일상적인 움직임패턴의 일부분이 될 것이다.

5. 항상 부드럽고, 편안하게 움직여라.

한 번 더 강조하면, 느리고 편안한 움직임은 감각피드백을 정확하고 정돈되게 만들어준다. 소마운동은 격렬한 춤이 아니다. 따라서 지나치게 긴장된 상태에서 하게 되면 뇌의 감각피드백이 흩어지게 된다. 너무 잘 하려고 과욕을 부리는 것보다는 자연스럽고 부드럽게 해야, 원하는 통제력을 강화시키고 소마학습과정somatic learning process을 촉진시킬 수 있다.

6. 어떤 움직임도 무리해서 하지 말라.

소마운동은 당신의 뇌가 근육을 어떻게 움직이는지 학습해가는 과정이다. 따라서 감각을 섬세하게 하고 움직임을 통제하는 데 필요한 정도의 힘만을 사용하라. 강한 힘으로는 불수의적으로 수축된 근육들을 이완시키기 힘들다. 근육을 강하게 쓰는 일반적인 운동 방식으로는 감각운동기억상실증을 개선하지 못한다. 불수의적으로 수축된 근육을 수의적인 힘으로 밀어붙이는 것은 오히려 저항을 높이는 행위이다. 그리 되면 근육은 더욱 딱딱해지고 심지어 근경련을 일으키기도 한다.

매듭을 풀고자 한다면, 먼저 줄을 주의 깊게 살피고 나서 얽혀있는 부위를 부드럽게 풀어야 한다. 만약 얽힌 줄을 힘으로 확 잡아당기면 매듭은 더욱 더 견고해질 것이다.

7. 소마운동은 몸을 아프게 하지 않는다.

여기서 제시하는 움직임패턴은 정상적인 관절가동범위 안에서 일어나는 근골격계 운동이다. 따라서 느리고 부드럽게 시행한다면 전혀 몸에 해가 되지 않는다. 이 운동을 지나치게 무리하게 해서 몸을 손상시키는 행위는 아무런 의미가 없다.

뻣뻣해진 근육에 통증까지 느끼는 사람들은, 잘 해보겠다는 마음에, 움직임이 떨어진 자신의 근육을 강하게 사용해서 반사적인 근긴장을 만들어내기도 한다.

인생이 움직임이라는 사실을 기억하라. 누구도 움직이지 않고 살 수 없다. 예를 들어, 숨을 들이쉬고 내쉴 때 자동적으로 척추에 반복되는 압력이 가해진다. 따라서 숨을 쉬는 한 움직임은 계속 일어나고 있다. 호흡할 때 몸의 움직임은 자동적이고 신경학적인 법칙에 따라 자연스럽게 일어난다. 소마운동 또한 이와 마찬가지다. 자연스럽게 시행하라.

SMA를 이미 겪고 있는 사람, 특히 허리 근육이 심하게 긴장된 사람은 운동 초기에 근육이 늘어나면서 가끔 통증을 느끼곤 한다. 이런 일은 얼마든지 일어날 수 있다. 하지만 일단 근육이 이완되고 늘어나게 되면 통증은 사라질 것이다. 아주 심한 요통도 소마운동을 3일 정도 하게 되면 관련된 근육이 이완되면서 편안함을 느끼게 된다. 허리 근육이 부드러워지고 자신의 원래 길이를 회복하면 근육으로 가는 혈액 순환이 좋아진다. 따라서 운동을 하는 동안에 통증을 느낀다면 좀 더 느리고 부드럽게 시행하라. 결코 강압적으로 하지 말라. 당신이 되찾아야 할 것은 정상적인 움직임패턴이라는 것을 명심하라.

눈에 띄게 큰 문제가 발생해 정상적인 근골격계 운동을 못하게 되는 상황은 잘 일어나지 않지만, 그런 상황이 발생한 경우 의사나 건강전문가의 조언을 따르는 것이 좋다. 그들도 소마운동을 적절히 시행하는 것은 몸에 아무런 해가 없다는 것에 동의할 것이다.

8. 계속해서, 인내심을 가지고, 긍정적인 마음을 가져라.

소마운동은 뇌를 훈련시켜 몸을 변화시키는 운동이다. 따라서 반복할수록 당신의 감각운동 능력은 점차 깊어지고 견고해질 것이다. 소마운동에서 제시하는 움직임패턴을 끊기 있게 계속해서 시행하라. 또한 인내를 가져야 한다. 조급한 마음으로 몸을 빨리 바꾸려 하지 말라. 관절가동범위, 자세, 일반적인 기능이 개선되어 편안한 몸 상태가 되고, 지속적인 변화가 일어나도록 현명하게 시행하라.

　가장 중요한 것은 긍정적인 기대를 갖는 것이다. 그리고 소마운동을 통해 도달할 수 있는 최선의 상태를 목표로 해서 앞으로 나아가라.

생각해보기:
매일 하는 고양이 스트레칭 [i]

14장에서 소개하는 소마운동 8단계 레슨을 통을 몸을 통제하는 법을 마스터 했다면, 소마운동의 새로운 단계인, '감각운동통제를 유지하는 단계'가 당신을 기다리고 있다. 이미 배운 것을 일상이 가하는 스트레스로 인해 상실하지 않도록 몸에 지속적으로 상기시켜야 한다.

기본적인 소마운동을 '배우는 단계'에서는 인내심과 집중력이 필요하지만, '유지하는 단계'에서는 배운 것들을 매일 짧게 반복해주기만 하면 된다. 기본적인 '움직임패턴'을 틈나는 대로 가볍게 반복해주기만 해도 감각운동트랙sensory-motor tracts이 뇌 안에서 활성화된다. 여기서 제시하는 고양이 스트레칭Cat Stretch은 소마운동 8레슨에서 선별한, 가장 핵심적인 움직임으로 구성되어있다.

사람들은 내게, "얼마나 오랫동안 유지운동을 해줘야 하나요?" 하고 궁금한 표정으로 물어본다. 그러면 나는, "고양이는 아침에 일어나서 몸을 스트레칭 하는 행동을 얼마나 오랫동안 할까요?" 하고 되묻는다. 인간도 고양이와 마찬가지다. 적어도 하루에 한 번, 되도록 아침에 눈을 뜬 직후에 하는 것이 좋다.

---

i 고양이 스트레칭은 레슨1에서 레슨8까지 동작을 모두 숙지하고 나서(또는 레슨1에서 레슨6까지) 하는 것이 좋다. 8가지 레슨(또는 앞 6가지 레슨)을 통해 자신의 몸에 대한 '감각인지'와 '운동통제'가 이루어져 자신의 '감각운동기억상실증'이 어느 정도 깨어난 상태에서 이 고양이 스트레칭을 매일 반복하면 큰 도움이 될 것이다.

고양이 몸의 근육과 결합조직은 자는 동안 짧아진다. 따라서 고양이는 아침에 일어나 몸을 펴면서 원래 길이로 자신의 몸을 되돌린다. 대부분의 동물들은 잠에서 깨어나면 스트레칭을 통해 근육을 최대한 늘려주어 통제력을 유지한다. 인간의 뇌와 근육도 이와 다르지 않다. 따라서 유지운동은 단지 '운동'이 아니라, 고양이가 하루를 멋지게 살아가기 위해 자신의 몸을 준비하는 것과 같은 자연스러운 일상이 되어야 한다.

매일 잠자리에서 일어나 5분 정도 '고양이 스트레칭'을 하는 것만으로도 충분하다. 이 정도만 해도 뇌는 배운 것을 기억하게 되고, 예전의 감각운동기억상실증 상태로 돌아가지 않을 것이다. 많은 사람들이 이것을 자기 전에도 한다. 잠자리에 들기 전에 뇌에 소마운동에서 배운 움직임패턴을 아로새겨주면 훨씬 잠을 편안하게 잘 수 있다. 스트레스 받은 하루를 보냈다면 당신의 근육은 더 긴장되고 피로해져 있을 것이다. '고양이 스트레칭'이 자동적으로 이러한 긴장을 제거해 줄 것이다.

외상, 수술, 또는 충격적인 사건을 경험했다면, 소마운동의 첫 단계로 돌아가서 처음부터 다시 시작하기를 권한다. 각각의 레슨을 하나하나 집중해서 하다보면, 외상으로 생긴 불수의적 긴장을 해소할 수 있게 될 것이다. 그러고 나서 다시 '고양이 스트레칭'을 매일같이 반복하기 바란다.

고양이 스트레칭[ii]Cat Stretch

다른 소마운동처럼 이 '유지운동'도 느리고, 부드럽게, 그리고 최고의 집중력으로 시행하라. 고양이처럼 편안하게 할 수 있게 되면 기분이 점점 좋아질 것이다.

1. 등을 바닥에 대고 누운 상태에서(앙와위), 들숨에 허리를 들어 아치를 만들고, 날숨에 허리를 내려 평평하게 한다. 5회 반복. 5회 합한 시간은 30초 이상이 되도록 천천히, 그리고 부드럽게 시행.— 레슨1. 1.B.

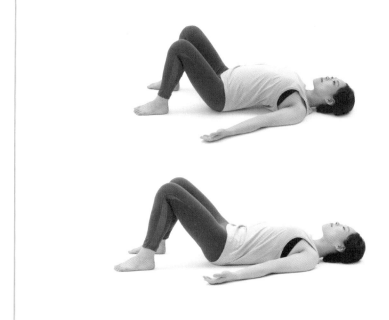

---

ii   고양이 스트레칭에 대한 동작 설명은 1번에서 7번. 각 루틴 밑에 제시된 레슨에 상세히 제시되어 있다.

2. 등을 바닥에 대고 누운 상태에서, 양 손가락을 깍지 껴서 머리 뒤에 놓는다. 날숨에 손으로 머리를 들어 올리며 허리를 평평하게 하고, 들숨에 머리를 내려놓으며 허리에 아치를 만든다. 5회 반복. 5회 합한 시간이 30초 이상. – 레슨1. 5.A.

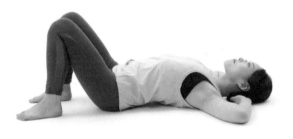

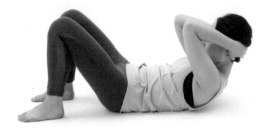

3. 배를 바닥에 대고 엎드린 상태에서(복와위) 왼뺨을 오른 손등에 올려놓는다. 왼 다리를 들면서 머리와 오른손, 오른 팔꿈치를 동시에 들어올린다. 이 동작을 2회 하고 반대로 똑같이 시행한다. 들숨에 천천히 들어올리고, 날숨에 천천히 내려놓는다. 모두 합해 30초 정도 걸린다. — 레슨1. 2.E. 3.E.

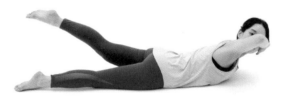

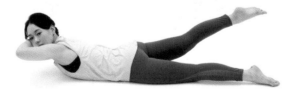

4. 등을 바닥에 대고 누운 상태에서 왼쪽 무릎을 왼손으로 잡는다. 날숨에 허리를 평평하게 하면서 머리를 잡고 있는 오른손 팔꿈치를 왼쪽 무릎으로 가져간다. 들숨에 머리를 내려놓고, 허리는 아치를 만든다. 3회 반복. 반대쪽을 똑같은 요령으로 시행한다. 3회 반복. 모두 합쳐 60초 정도 걸린다. ─ 레슨2. 3.A. 4.A.

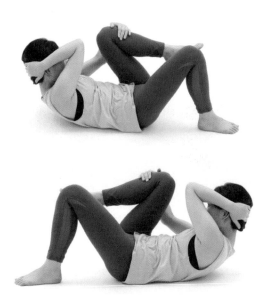

5. 등을 바닥에 대고 누운 상태에서 양 팔을 벌려 바닥에서 반대 방향으로 굴린다(돌린다). 세운 무릎은 손바닥이 바닥으로 향해 돌아가는 쪽으로 떨어뜨린다. 이때 머리는 무릎이 떨어지는 반대 방향으로 돌려서 허리가 빨래처럼 비틀리게 만든다. 천천히, 나른한 느낌의 스트레칭이 일어나도록 시행한다. 좌우 6회 반복. 6회 합한 시간이 30초 이상. – 레슨4. 5.A.

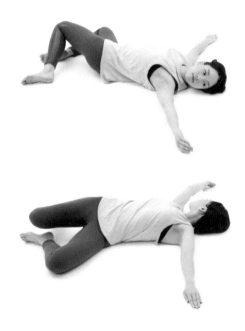

6. 등을 바닥에 대고 누운 상태에서, 오른쪽 발, 다리, 엉덩이를 안쪽/바깥쪽으로 반복해서 비틀어 당긴다. 5회 반복. 이 동작을 할 때 어깨는 전혀 들리지 않으며, 좌우로 번갈아 가며 허리가 들리며 아치가 생긴다.

왼발에서도 똑같이 시행. 5회 반복. 다리 안쪽이 O자/X자가 반복되도록 양 다리를 동시에 움직인다. 안쪽/바깥쪽으로 시행. 5회 반복. 그 다음, 다리를 모으고 스키 타는 움직임. 5회 반복. 모두 합한 시간이 60초 정도. – 레슨5. 3.A, 6.A, 7.A, 7.B.

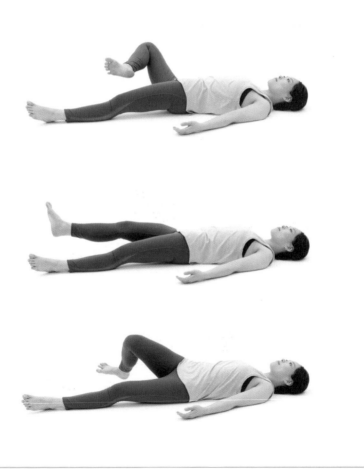

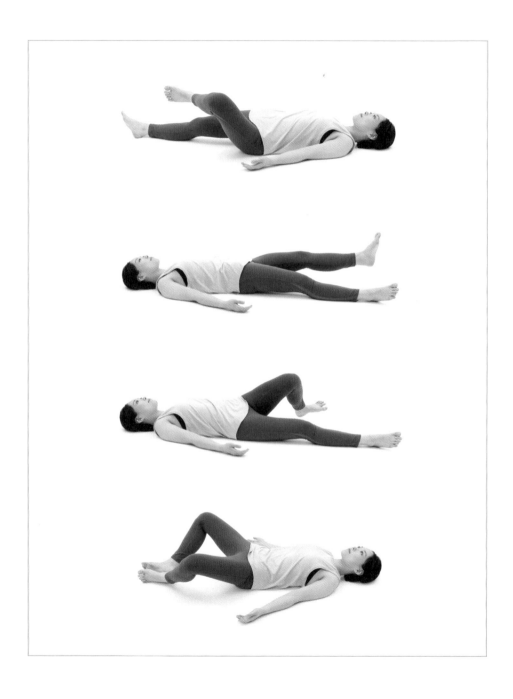

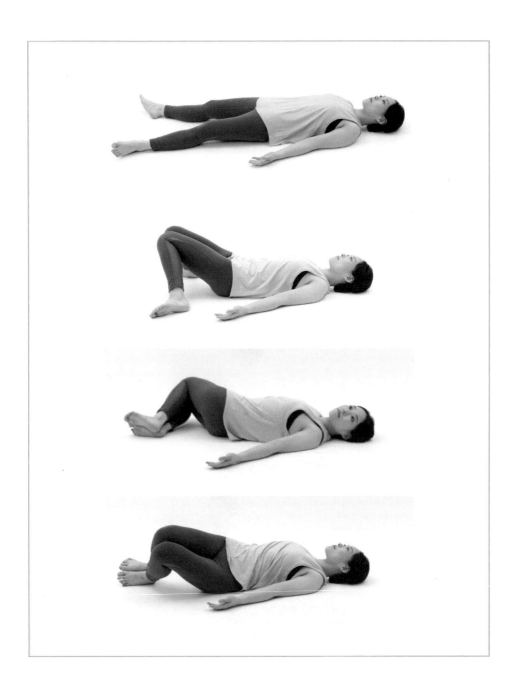

7. 양 무릎이 왼쪽을 향하게 무릎을 굽히고 앉은 자세에서, 오른손으로 왼쪽 어깨를 잡는다. 몸통을 정면에서 왼쪽으로 회전. 3회 반복.

몸통이 왼쪽 끝에서 더 이상 돌아가지 않는 지점에서 동작을 멈추고, 머리만 좌우로 번갈아 움직인다. 3회 반복.

몸통과 머리를 반대로 돌리며 척추 전체가 비틀리게 움직인다. 3회 반복.

몸통이 왼쪽 끝에서 더 이상 돌아가지 않는 지점에서 동작을 멈추고, 머리를 천장과 바닥으로 반복해서 움직이면서 동시에 눈은 반대로 움직인다. 3회 반복.

반대 자세로 똑같이 시행. 모두 합한 시간이 60초 정도.

– 레슨6: 1.A, 1.B 양쪽으로; 3.A 양쪽으로; 4.A, 4.B 양쪽으로

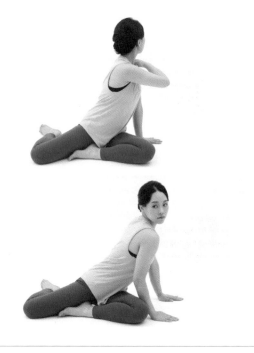

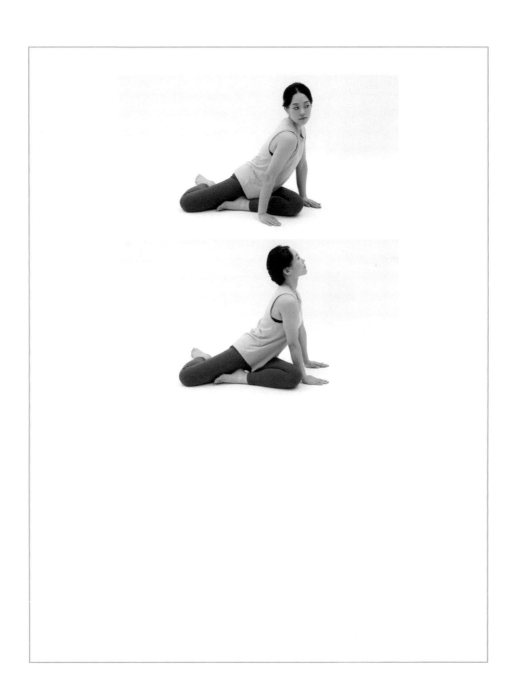

Chapter 14

소마운동
The Somatic Exercises

신전근 통제

첫 번째 움직임 패턴은 척추에 있는 신전근을 다루는 것이다. 이 근육은 초록등반사에 의해 활성화 된다. 초록등반사가 습관화 되면 요통을 일으킨다. 요통은 도시 산업사회에서 가장 흔하게 발생하는 질환이다.

허리 신전근에서 통증이 자주 발생하고 있다면 느리고 조심스럽게, 그리고 작은 움직임으로 시작하는 것이 좋다. 이 레슨에서 제시하는 운동은 한 번 이상 반복해서, 그 움직임 패턴이 확실히 이해될 때까지 한다. 정확한 인지를 가지고 편안한 상태에서 시행하라.

1 자세

등을 바닥에 대고 하늘을 보고 누운 상
태에서 무릎을 굽힌다. 이때 발은 엉덩
이에 가깝게 당긴다.

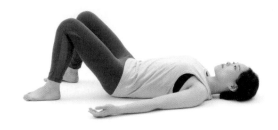

A. 움직임

골반으로 바닥을 몇 차례 눌러본다. 그 다음 꼬리뼈로 바닥을 강하게 누른다.
이 동작을 하면 허리가 아치 모양으로 된다.

> 느낌
> 허리가 아치 모양으로 되면, 한 손을 허리
> 아래 넣고 척추 주변의 근육이 어떻게 수축
> 하는지 느껴본다.

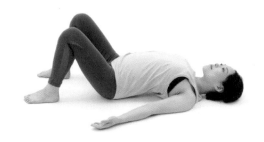

B. 움직임

꼬리뼈로 바닥을 눌러 허리로 아치를
만드는 동작에서 호흡을 들이쉬고, 허
리 전체를 바닥에 내리면서 호흡을 내
쉰다. 반복하면서 점점 움직이는 범위
가 커지도록 한다. 꼬리뼈로 바닥을 조

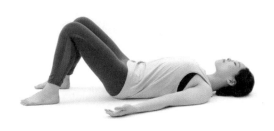

금 더 강하게 누르며 허리를 들어 올린다. 허리로 바닥을 누를 때는 꼬리뼈가
살짝 들리도록 한다. (느리고 부드럽게 20회 반복)

• 소마운동 프로그램

2 자세

배를 깔고 엎드린 자세에서 왼쪽 뺨을
오른손 손등 위에 놓는다. 왼팔은 허리
옆에 둔다.

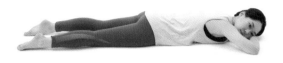

A. 움직임

오른팔의 팔꿈치를 위로 느리게 들어 올린다.(3회 반복)

> 느낌
> 오른쪽 어깨에서 수축하는 근육을 느껴본
> 다.

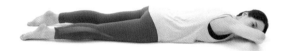

B. 움직임

고개를 천천히 들면서 오른쪽 어깨를 바라본다.(3회 반복)

> 느낌
> 오른쪽 어깨에서, 오른쪽 허리를 지나 골반
> 으로 연결된 근육 중 어디가 수축하는지 느
> 껴본다.

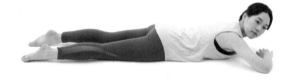

C. 움직임

오른쪽 팔꿈치와 오른손 그리고 머리까지 동시에 들어 올리면서, 시선은 오른쪽
어깨를 바라본다.(3회 반복)

느낌

근육의 수축이 오른쪽 어깨와 견갑대를 지
나 척추로 내려간 후, 오른쪽이 아닌 왼쪽
엉덩이까지 어떻게 퍼져 나가는지 느껴본
다. 이것을 왼 다리만 들어 올릴 때와 비교
하여 비슷한지 확인해본다.

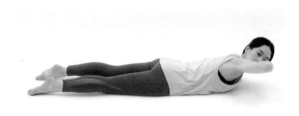

D. 움직임

이번엔 상체는 가만히 있고 왼 다리만 바닥에서 들어 올린다.(3회 반복)

느낌

왼 다리를 들어 올릴 때, 뇌는 오른쪽 어깨
와 오른쪽 척추 부위의 근육을 자동적으로
수축시키면서 무게 균형을 맞춘다. 이러한
현상이 어떻게 일어나는지 느껴본다.

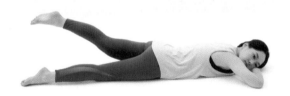

E. 움직임

호흡을 천천히 들이쉬면서 왼 다리, 오른쪽 손과 팔꿈치, 그리고 머리를 동시에
들어올린다.(3회 반복)

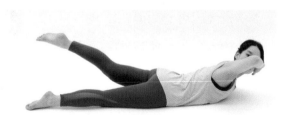

• 소마운동 프로그램

3 자세

이제 고개를 반대편으로 돌린다. 오른쪽 뺨을 왼손 손등 위에 놓고 오른팔은 허리 옆에 둔다.

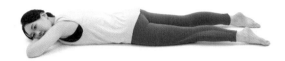

움직임

앞부분과 동일.

A. 왼팔의 팔꿈치를 위로 느리게 들어 올린다.(3회 반복)

B. 고개를 천천히 들면서 왼쪽 어깨를 바라본다.(3회 반복)

C. 왼쪽 팔꿈치와 왼손 그리고 머리까지 동시에 들어 올리면서 왼쪽 어깨를 바라본다.(3회 반복)

D. 상체는 가만히 있고 오른 다리만 바닥에서 들어 올린다.(3회 반복)

E. 호흡을 천천히 들이쉬면서 오른 다리, 왼쪽 손과 팔꿈치, 그리고 머리를 동시에 들어올린다.(3회 반복)

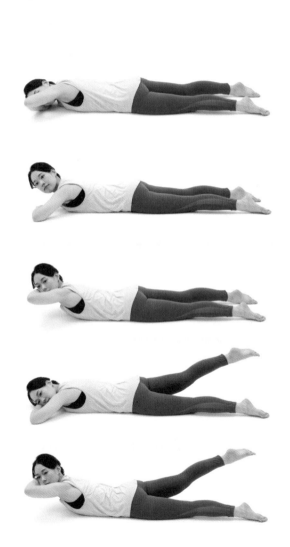

4 자세

왼손 손바닥을 오른손 손등 위에 놓고
이마를 왼손 손등에 올려놓는다.

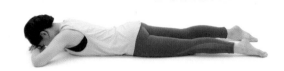

A. 움직임

호흡을 들이쉬면서 천천히 고개를 들고 시선은 천장을 바라본다.(3회 반복)

느낌

허리 양쪽에서 엉덩이까지 이어지는 근육
들의 수축을 느껴본다. 이 자세를 대부분의
사람들이 '똑바르다'고 오해한다. 하지만 이
것은 배가 앞으로 나오고 머리는 뒤로 젖혀
져 있는 전형적인 후만 자세다. 녹색등반사
가 왜곡되면서 생기는 자세로 만성요통을
유발한다.

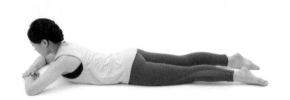

다음 다섯 동작을 하면서 목, 어깨, 등, 엉덩이, 그리고 허벅지 뒤쪽에 있는 슬굴
곡근의 수축이 어떻게 다른지, 어디에서 긴장이 생기는지 집중해서 살펴본다.

움직임

B. 호흡을 들이쉬면서 오른 다리를 들어
올리고, 호흡을 내쉬면서 내려놓는
다.(3회 반복)

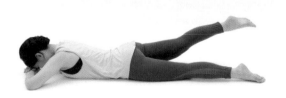

C. 들이쉬면서 왼 다리를 들어 올리고, 내쉬면서 내려놓는다.(3회 반복)

D. 들이쉬면서 오른 다리와 머리를 동시에 들어 올리고, 내쉬면서 내려놓는다.(3회 반복)

E. 들이쉬면서 왼 다리와 머리를 동시에 들어 올리고, 내쉬면서 내려놓는다.(3회 반복)

F. 들이쉬면서 양 다리와 머리를 동시에 '조금만' 들어 올리고, 내 쉬면서 내려놓는다.(1회)

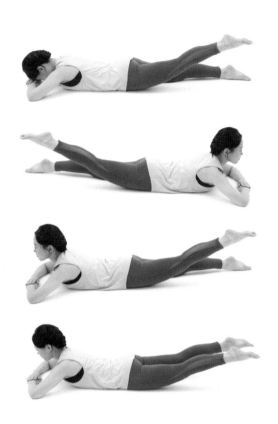

5 자세

뒤로 돌아서 등을 땅에 대고 하늘을 본 상태에서 무릎을 엉덩이 가까이 당긴다. 양 손가락을 깍지 끼어 머리 뒤에 놓는다.

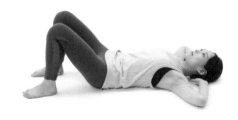

A. 움직임

호흡을 들이쉬면서 허리에 아치를 만든
다. 꼬리뼈로 바닥을 누를 때 벨트 부위
는 위로 올라가야 한다. 호흡을 내쉬면
서 허리로 바닥을 누르며 머리를 들어
올린다.(6회 반복)

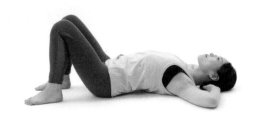

B. 움직임

팔과 다리를 쭉 편 상태에서 편안하게
이완한다.

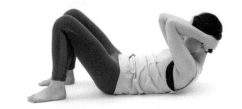

느낌

이완된 자세에서 등이 바닥에 닿는 느낌이
어떤지 느껴본다.
몸 안에서는 어떤 느낌이 드는지 느껴본다.
그 다음, 손바닥을 허리 아래에 넣어 허리의
어느 부위가 바닥에 많이 닿는지 확인한다.

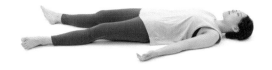

·························· *Cat Stretch* ··························

매일 하는 '고양이 스트레칭'

레슨 1을 통해 '유지하는 단계'에서 하는 '고양이 스트레칭'의 네 파트를 배웠다. 동작
1.B와 5.A는 고양이 스트레칭의 처음 두 파트이다. 이 동작 다음에 2.E와 3.E 동작
이 나온다.

• 소마운동 프로그램

굴곡근 통제

이번 레슨에서는 빨간등반사를 통제하는 기본적인 방법을 배우게 된다. 이 반사는 신체 전면 근육과 관련이 있다. 몸 앞쪽에 있는 근육을 통제할 수 있게 되면 차례로 뒤쪽의 신전근육까지 통제할 수 있게 된다.

굴곡근과 신전근은 몸 앞쪽과 뒤쪽에서 서로 반대 방향으로 당긴다. 한 쪽이 주동근 역할을 하면 다른 쪽은 길항근으로 작용한다. 이 양자가 동시에 수축하면 몸통 전체가 압박을 받게 되는데 이런 현상을 '다크바이스Dark Vise'라고 부른다. 몸에서 다크바이스 현상이 일어나면 호흡은 얕아지고, 심장박동 리듬과 혈압에 문제가 발생하게 된다.

오른손으로 머리를 들어올려 오른 무릎 쪽으로 가져가는 동작을 마치고 나면, 바닥에 닿아 있는 오른쪽 골반과 오른쪽 견갑골의 차이를 확인해 보기 바란다. 레슨을 하는 동안 끊임없이 감각피드백 하는 것에 집중해야 한다. 이 일은 근육의 통제력을 높이는 것 만큼 중요한 일이다. 감각 인지능력과 운동 통제능력은 함께 증진시켜야 한다.

레슨2 끝부분에서는 '신체 이미지 훈련Body Image Training'을 배우게 된다. 이 훈련은 감각운동기억상실증이 어떻게 당신의 몸을 왜곡시키고 있는지 확인할 수 있는 중요한 과정이다.

　당신이 실제로는 허리가 앞으로 휜 상태로 앉아 있으면서, 똑바로 앉아있다고 잘못 인지하고 있을 수 있다. 소마운동을 통해 당신이 정말로 '똑바로' 앉게 되면, 처음엔 마치 몸이 앞으로 굽은 것처럼 느껴질 수 있다. 여기서 알아야 할 것은, 이제야 당신의 몸이 자신의 자세를 제대로 재구조화 하고 있다는 것이다. 신체 이미지 훈련을 통해 이러한 변화를 확인할 수 있다.

1 자세

등을 바닥에 대고 하늘을 보고 누운 자세에서 무릎을 굽힌다. 이때 발은 엉덩이에 가깝게 당긴다. 왼손은 치골, 오른손은 가슴(검상돌기 바로 위쪽)에 올려

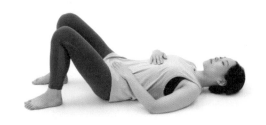

놓는다.(확인: 복부 근육은 치골에서 가슴 중간까지 연결되어있다. 이 근육의 움직임을 감지할 수 있게 손을 올려놓는다.)

A. 움직임

호흡을 들이쉰다. 천천히 골반을 꼬리뼈 방향으로 굴러가게 하면서 허리 아래쪽이 들리게 한다. 그 다음, 호흡을 내쉬면서 허리로 바닥을 누르고 복직근을 수축한다.(6회 반복)

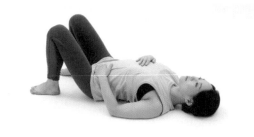

• 소마운동 프로그램

느낌

가슴과 치골에 올려놓은 손을 통해, 호흡을 내쉬면서 허리를 바닥으로 내리는 동작에서 복부 근육이 어떻게 수축하는 것을 느껴본다. 두렵고 불안한 감정은 복부 근육을 수축시키는 작용을 한다. 이게 바로 빨간등 반사이다.

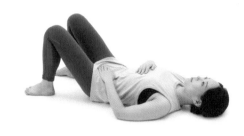

B. 움직임

오른손을 머리 밑에 넣고, 호흡을 들이쉬면서 앞에서 했던 것처럼 허리를 들어올려 아치를 만든다. 그 다음, 호흡을 내쉬면서 복부 근육을 수축해 허리를 바닥으로 가져가며, 동시에 오른손으로 머리를 들어올린다.(6회 반복)

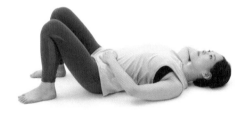

느낌

허리로 바닥을 누르면서 동시에 머리를 들어올리면 복부 근육이 더 강하게 수축한다. 왼손으로는 복부 근육이 어떻게 수축하는지 확인한다.

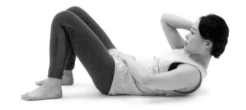

C. 움직임

왼손으로 오른무릎 안쪽을 잡고 다리와 머리를 동시에 들어올린다. 동작은 앞과 같다. 이 동작을 할 때 오른손 팔꿈치가 오른다리 무릎을 향하도록 한다.(6회 반복)

느낌

허리를 바닥 쪽으로 더 많이 낮출수록 오른
손 팔꿈치와 오른다리 무릎을 움직이기 쉬
워진다. 이 동작을 통해 허리 근육은 훨씬
더 이완이 많이 일어나게 될 것이다.

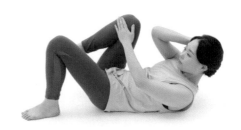

팔과 다리를 늘어뜨리고 이완한다. 이때 오른쪽 어깨와 오른쪽 골반 뒷부분
사이의 몸통이 바닥에서 어떻게 느껴지는지 확인한다.

2 자세

등을 바닥에 대고 하늘을 보고 누운 자세에서 무릎을 굽힌다. 이때 발은 엉덩이에
가깝게 당긴다.

A. 움직임

다시 한번, 호흡을 들이쉬면서 척추기립근을 수축해 허리를 들어올리고, 내쉬면
서 복직근을 수축해 허리로 바닥을 누르는 동작을 느리게 몇 번 반복한다.

B. 움직임

왼손을 머리 밑에 넣고 오른손으로 왼쪽 무릎을 잡는다. 그 다음 호흡을 내쉬면서
허리로 바닥을 누르고, 동시에 머리를 들어올린다. 이때 왼손 팔꿈치는 왼발 무릎
을 향한다.(6회 반복)

느낌

허리를 바닥에 낮출수록 얼굴과 팔꿈치가
무릎에 가까이 가는 것을 확인하라. 허리
근육이 좀 더 많이 이완된다.

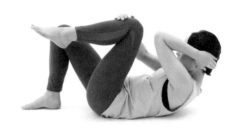

멈추고, 팔다리를 편 후 쉰다.

3 자세

등을 바닥에 대고 누운 자세에서 무릎을
굽힌다. 오른손은 머리 밑에 넣고, 왼손
으로 왼쪽 무릎을 잡아서 들어올린다.

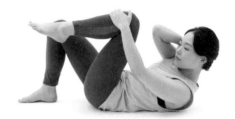

A. 움직임

호흡을 들이쉬면서 천천히 허리를 들어올린다.

그 다음, 호흡을 내쉬면서, 허리로 바닥을 누르고, 머리와 오른 팔꿈치를 왼발
무릎을 향해 들어올린다. 동시에 왼발 무릎은 오른 팔꿈치와 얼굴 쪽으로 당긴
다.(6회 반복)

느낌

머리와 팔꿈치가 무릎에 얼마나 가까이 가는지 확인하라. 등을 둥그렇게 말아 허리로 바닥
을 더 깊게 누를수록 팔꿈치가 무릎에 더 가까이 가는지 느껴보라. 허리 근육이 조금 더 많
이 이완되고 유연하게 변해간다. 허리 근육의 수의적 수축 능력을 회복해 가고 있는 것이다.

4 자세

왼손을 머리 밑에 넣고, 오른손으로 오른
무릎을 잡아 당긴다.

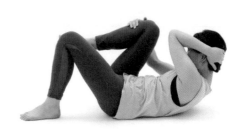

A. 움직임

들이쉬면서 허리에 아치를 만든다.

그 다음, 내쉬면서 머리와 왼 팔꿈치를 오른쪽 무릎 쪽으로 당기며, 무릎도 얼굴
과 팔꿈치 쪽으로 당긴다.(6회 반복)

---

5 자세

양손을 깍지 껴서 머리 뒤에 놓는다.

A. 들이쉬면서 허리에 아치를 만들고,
내쉬면서 머리를 들고 허리로 바닥
을 누른다.(3회)

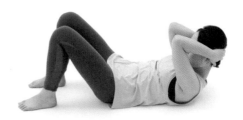

6 자세

머리 뒤에 깍지 낀 손은 그대로 두고 양 무릎을 들어올린다. 머리와 다리가 복부를 중심으로 균형을 이루게 한다.

A. 움직임

들이쉬면서 허리에 아치를 만들고, 내쉬면서 허리로 바닥을 누르고 양 손으로 머리를 들어 팔꿈치가 무릎을 향하게 한다. 무릎도 팔꿈치 쪽으로 당긴다.

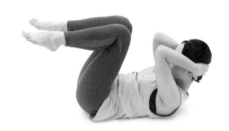

팔다리를 쭉 펴고 편안하게 쉰다.

느낌

가슴과 치골 사이, 그리고 양 다리 사이에 있는 몸 안쪽의 느낌을 감지하라. 숨을 빠르게 들이쉴 때 아랫배가 완전히 이완된 상태에서 올라오게 되면 당신의 호흡은 깊고 충만해질 것이다.

신체 이미지 훈련Body Image Training

레슨 2를 반복해서 허리 근육을 더욱 이완시킨 후에는 앉은 자세에서도 똑같은 동작을 해보기 바란다.

만일 오랫동안 만성 요통을 앓고 있는 사람이라면 허리 뒤쪽 근육이 심하게 수축되어 몸무게가 요추에 집중되고, 허리가 앞으로 커브를 이루고 있을 것이다. 이들은 감각운동기억상실증으로 인해 허리를 이완하고 똑바로 앉는 느낌을 잊어버렸다. 신체이미지훈련을 해보면 이를 확인할 수 있다.

SMA가 왜곡된 신체이미지를 만들어냈기 때문에, 소마운동을 통해 허리 근육이 이완되어 척추의 지나친 만곡이 감소하고, 머리가 몸의 중력중심 위에 바르게 놓이게 되면, 마치 상체가 앞으로 기울어진 것처럼 느껴질 것이다.

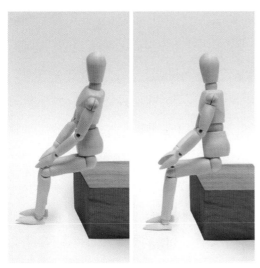
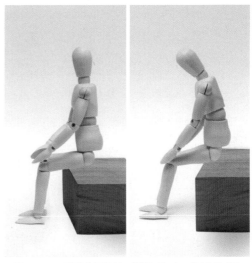

그림 25-A. 왜곡된 신체 이미지: 감각운동기억상실증에 때문에 앞으로 휜 허리를 바르다고 느낀다.

그림 25-B. 긴장된 근육이 이완된 후 바르게 된 허리를 앞으로 굽은 것 같다고 느낀다.

• 소마운동 프로그램

허리에 만성 요통이 있는 사람들은 오랜 시간, 요추 주변 근육이 수축해 허리에 아치가 생긴 상태에서, 이 불편한 자세를 '정상'이라고 느끼며 살아왔다. 따라서 허리가 이완되고 상체가 뒤로 젖혀진 상태에서 앞으로 이동해 다시 정상 위치를 찾게 되면, 우리의 뇌는 이렇게 정상적이고 스트레스를 덜 주는 자세를 비정상으로 느낀다. 하지만 이것은 일시적인 현상이다. 일주일 정도가 지나 이완된 자세를 정상으로 느끼게 되면 이런 현상은 사라질 것이다.

여러분은 SMA에 의해 왜곡된 신체 이미지를 다루고 있다는 사실을 기억하고 있어야 한다. 그렇지 않으면 만성 근긴장이 있는 허리를 이완하는 법을 배우는 것만으로는, 올바른 자세를 만드는 것도, 습관적으로 앉는 형태를 근본적으로 변화시키는 것도 어려워진다.

나는 세션을 받으러 오는 사람들을 거울 옆, 의자에 앉힌 상태에서 눈을 감고 허리 근육을 이완해보라고 한다. 이들이 몸 안에서 이완된 느낌을 느끼게 된 후, 옆에서 그들이 앉아있는 자세를 보면 상체가 앞으로 기울어져 있는 것을 관찰할 수 있다.

눈을 떠서 자신의 모습이 거울에서 어떻게 보이는지 보라고 하면, 그들은 처음에 깜짝 놀란다. 하지만 세션 후 일주일 정도가 지나 이완된 자세가 정상으로 느껴진 상태에서 다시 거울에서 확인해보면, 허리도 펴지고 키가 커져 보이며, 앞으로 나온 복부도 들어가 있다.

이 거울테크닉은 매우 단순하면서도 효과가 좋은 바이오피드백 기법이다. 잘 활용하기 바란다.

허리가 이완되어 바르게 된 느낌을 내부에서 느끼고, 눈으로 확인하는 피드백은 서로를 보완한다. 결국에는 앉는 자세를 근원적으로 변화시킬 것이다. 이렇게 바른 자세에서는 오랜 시간 앉아있어도 통증이나 피로감이 느껴지지 않는다. 왜냐하면 척추가 바르게 배열되어 있어 몸무게를 올바로 지지하기 때문이다. 이제 새롭게 형성된 신체 이미지에 적응하는 일만 남았다.

그런데 키가 더 커 보이는 것은 왜일까? 그건 바로 커브가 큰 허리보다 바른 허리의 수직 길이가 더 길기 때문이다.

Cat Stretch

매일 하는 '고양이 스트레칭'

레슨 2에서는 고양이 스트레칭의 두 개 파트를 더 배울 수 있었다. 3.A와 4.A가 그것이다.

Lesson 3

허리 근육 통제

여기서 배우는 움직임패턴은 허리 근육이 짧아진 사람에게 도움이 된다. 이들은 레슨3을 통해 짧아진 허리 근육이 눈에 띄게 늘어날 것이다. 또한 체간이 한쪽으로 기울어져 있는 사람도 똑바로 선 자세를 되찾을 수 있다.

오른쪽 허리의 움직임을 끝내고 나면, 해당 부위에 감각 통제가 좋아지게 된다. 또한 호흡을 들이쉴 때 허리의 움직임이 증진된 것을 느끼게 된다. 이렇게 자기인지self-awarenes가 증가하면서 감각 능력이 살아나면, 결과적으로 자신의 몸에서 일어나는 일들을 스스로 모니터링self-monitoring하는 힘이 커지게 된다.

1 자세

몸의 왼쪽을 바닥에 대고 눕는다. 이때 양 무릎은 포개어 90도 각도가 되게 굽힌다. 왼팔 위에 왼쪽 귀가 닿게 한 후 위로 쭉 뻗는다. 오른손은 머리 위로 돌려서 손바닥이 왼쪽 귀를 감싸게 한다.

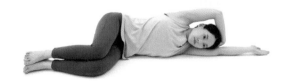

A. 움직임

호흡을 들이쉬면서 오른손을 이용해 머리를 위로 천천히 들어올린다. 그런 다음, 내쉬면서 천천히 원래 자리로 내려놓는다.(3회 반복)

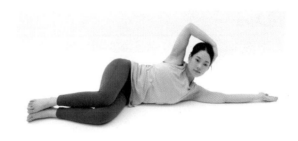

B. 움직임

호흡을 들이쉬면서 다리와 발을 위로 천천히 들어올린다. 이때 오른쪽 허벅지는 뜨지 않고, 안쪽으로 굴러가는 느낌이 들도록 한다. 이때 오른쪽 엉덩이

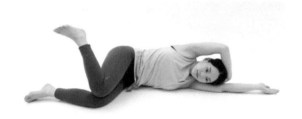

가 겨드랑이에 닿는 느낌으로 시행한다. 그런 다음, 내쉬면서 천천히 원래 자리로 내려놓는다.(3회 반복)

C. 움직임

들이쉬면서 다리와 머리를 동시에 위로 천천히 들어올린다. 이때 오른쪽 엉덩이가 겨드랑이에 닿는 느낌으로 시행한다. 그런 다음, 내쉬면서 천천히 원래 자리로 내려놓는다.(3회 반복)

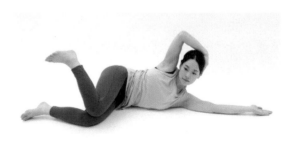

양 팔다리를 쭉 편 상태에서 1분간 편하게 쉰다.

느낌

쉬는 동안, 몸의 중심부에서 어떤 느낌이 나는지 확인한다. 왼쪽과 오른쪽의 차이가 느껴지는가?

• 소마운동 프로그램

2 자세

몸을 반대편으로 돌려 오른쪽을 바닥에
대고 눕는다. 이때 양 무릎은 포개어 90
도 각도가 되게 굽힌다. 오른팔 위에 오
른쪽 귀가 닿게 한 후 위로 쭉 뻗는다.
왼손은 머리 위로 돌려서 손바닥이 오른쪽 귀를 감싸게 한다.

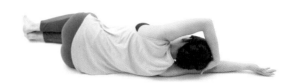

A. 움직임

호흡을 들이쉬면서 왼손으로 머리를 가
능한 편안한 위치까지 들어올린다.(3회
반복)

왼쪽이 오른쪽보다 더 쉽게 올라가는
가? 아니면 그 반대인가?

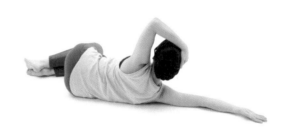

B. 움직임

호흡을 들이쉬면서 왼 다리를 가능한
편안한 위치까지 들어올린다. 이때 왼쪽
허벅지가 구르는 느낌으로 하되 위로
뜨지는 않게 한다. 왼쪽 엉덩이가 들려
왼쪽 겨드랑이를 향하게 한다. 그런 다음, 내쉬면서 천천히 내려
놓는다.(3회 반복)

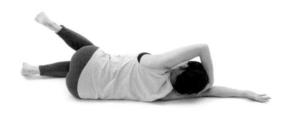

C. 움직임

들이쉬면서 머리와 다리 모두를 가능한 편안한 위치까지 들어올린다. 이때 왼쪽.엉덩이가 들려 왼쪽 겨드랑이를 향하게 한다.그런 다음, 내쉬면서 천천히 원래 위치로 돌아온다.(3회 반복)

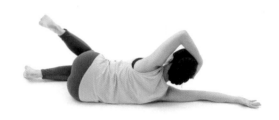

바닥에 편안하게 양 팔과 다리를 쭉 펴고 쉰다.

3 자세

등을 바닥에 대고 누운 상태에서 다리는 엉덩이 넓이보다 좀 더 넓게 편다. 양 손은 위로 뻗어올려 바닥에 닿은 상태에서 어깨 넓이보다 좀 더 넓게 편다. 몸이 X자 형태가 되게 한다. 이때 오른손과 왼 다리, 왼손과 오른 다리가 일직선상에 오도록 한다.

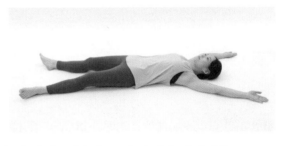

A. 움직임

오른 발뒤꿈치를 바닥에 댄 상태에서 오른 다리를 아래로 천천히 늘린다.

B. 움직임

오른 다리는 이완하고, 이번엔 왼손을 바닥에 댄 상태에서 위로 천천히 뻗는다. 오른 다리와 왼팔을 한 번씩 반복적으로 늘리는 것이 1회이다.(10회 반복)

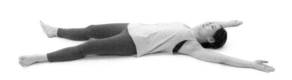

느낌

오른 다리와 왼팔을 반복적으로 스트레칭 하면서 흉곽과 허리 앞뒤에서 어떤 느낌이 나는지 확인한다. 흉곽과 허리의 움직임이 손발을 뻗는 동작과 어떤 연관이 있는지 감지하라. 허리 근육이 수축되어 있으면 자동적으로 걸을 때 다리의 움직임, 손을 뻗는 움직임이 제한된다.

동작을 멈추고 이완한다. 그리고 오른 다리와 왼 다리, 왼손과 오른쪽 흉곽의 느낌을 비교한다.

C. 움직임

천천히 왼 다리를 아래로 스트레칭 한다. 이때 왼발 뒤꿈치는 바닥에 닿아있다.

D. 움직임

왼 다리는 이완하고, 이번엔 천천히 오른손을 바닥에 댄 채 위로 뻗는다. 왼 다리와 오른팔을 한 번씩 반복적으로 늘리는 것이 1회이다.(10회 반복)

몸을 이완하고 양쪽이 얼마나 비슷한 느낌이 나는지 느껴본다.

E. 움직임

이번엔 이 네 가지 움직임을 돌아가면 서 시행한다. 먼저 왼팔을 위로 뻗은 후 이완한다. 다음엔 오른 다리를 아래로 뻗은 후 이완한다. 왼 다리를 아래로 뻗 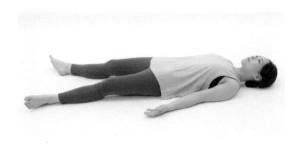 은 후 이완하는 것이 그 다음이고, 마지막으로 오른손을 위로 뻗은 후 이완한다. 이렇게 네 가지 움직임이 한 바퀴 돌면 1회이다.(10회 반복)

모든 동작을 멈추고 이완한다.

이제 당신은 몸의 앞면과 뒷면뿐만 아니라, 측면에서의 감각과 운동 통제력을 갖 게 되었다. 이것은 다음 레슨을 하기 위한 준비과정이다. 다음 레슨에서는 앞에서 다룬 모든 근육을 활용해 몸을 회전하는 움직임패턴을 배우게 된다.

몸통 회전근 통제

레슨4에서 배우는 소마운동은 몸 뒤쪽의 신전근, 복부의 굴곡근, 그리고 허리의 측면 근육들을 모두 활용한다. 굴곡근, 신전근, 측면 근육들은 몸의 중력중심에 위치해 있는데 이들을 모두 활용해 몸의 감각과 운동 통제력을 높이게 된다.

　　몸을 나선형으로 회전하는 동작을 통해 당신은 이 세 그룹의 근육 모두가 동시에 늘어나는 경험을 하게 될 것이다. 그리고 골반뿐만 아니라 척추 전체와 흉곽의 움직임도 자유로워지기 시작한다. 몸통을 회전하는 근육을 통제하게 되면 몸은 더욱 바르게 된다. 예를 들어, 빨간등반사로 인해 무너졌던 가슴은 올라오면서 확장하기 시작한다.

여기서 배우는 신경근 트레이닝은 고양이가 자신의 몸을 스트레칭하는 동작과 매우 유사하다. 몸통에 있는 근육들이 늘어나 좀 더 자유롭게 되면 즐거움도 배가될 것이다.

　　레슨4는 팔과 다리를 반대로 회전시키는 동작으로 마무리 된다. 이 동작은 매일 하는 '고양이 스트레칭'에 첨가된다. 이 마지막 동작은 몸 전체를 나선형으로 비튼다. 그러면 몸통 근육은 최대로 늘어나게 된다. 무릎이 한 쪽으로 돌아가면 머리는 반대쪽으로 돌아가며 허리가 마치 빨래 짜는 것처럼 늘어난다. 한쪽은 시계방향으로, 다른 한쪽은 반시계방향으로 돌아가는 것이다. 이렇게 몸을 비트는 트위스트 동작을 마스터하게 되면 레슨8에서 배우는 보행 통제를 좀 더 쉽게 할 수 있다.

1 자세

등을 바닥에 대고 하늘을 보고 누운 상태
에서 무릎을 굽힌다. 이때 발은 엉덩이
에 가깝게 당긴다.

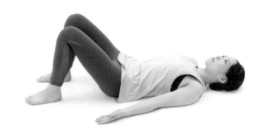

움직임

왼 다리를 오른 다리 위에 완전히 교차
되게 올려놓는다. 호흡을 들이쉰다.
그런 다음, 내쉬면서 세운 다리를 왼쪽
으로 천천히, 가능한 한도까지 떨어뜨
린다. 그런 다음, 다시 들이쉬면서 왼쪽
으로 내려갔던 지면과 수직인 처음 자세
로 되돌린다. 내쉬면서 왼쪽으로 떨어
뜨린다. 이 동작을 반복한다.(10회 반복)
다리가 왼쪽으로 떨어질 때 어깨는 바닥
에 그대로 붙어있는지 확인한다.

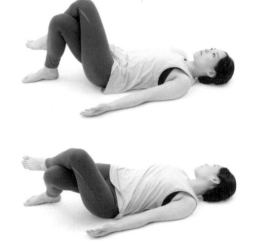

팔다리를 쭉 펴고 편안하게 쉰다.

느낌

오른쪽 엉덩이와 다리를 왼쪽과 비교한다.
오른쪽 가슴이 왼쪽보다 더 열린 느낌이 나는지 느껴본다.

• 소마운동 프로그램

2 자세

여전히 등을 바닥에 댄 상태에서 무릎을 굽힌다. 팔꿈치는 펴고 양 손바닥을 견고하게 붙인다. 팔이 끝이 뾰족한 탑 모양이 되었으면, 팔꿈치를 굽히거나 손바닥을 떼지 않은 상태에서 다음 움직임을 한다. 무릎은 계속 지면과 수직을 유지한다.

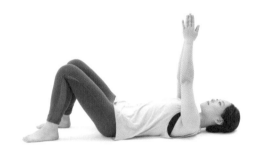

A. 움직임

호흡을 들이쉰다.

그런 다음, 내쉬면서 팔을 오른쪽으로 천천히, 가능한 멀리 떨어뜨린다. 이때 머리와 시선도 오른손이 움직이는 방향으로 따라 움직인다. 그런 다음, 다시 들이쉬면서 원래 자세로 돌아온다. 내려갔다 올라오는 것이 1회이다.(5회 반복)

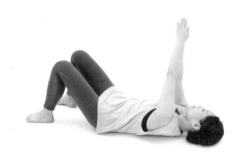

팔과 다리를 쭉 펴고 편하게 쉰다.

B. 움직임

이제, 다시 한번 왼다리를 오른 다리 위에 교차해서 올려놓는다. 이때 양팔은 손을 아래로 향한 채 허리 옆에 둔다. 호흡을 내쉬면서 다리가 왼쪽으로 기울

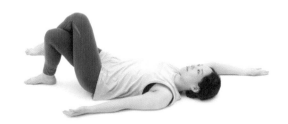

게 만들며, 동시에 머리는 오른쪽으로 굴리듯이 돌리고, 오른팔은 바닥에 붙인 상태에서 위로 뻗는다. 무릎을 떨어뜨리면서 팔을 스트레칭 하는 동작이다.

다시 호흡을 들이쉬면서 무릎을 세우고, 머리는 원래 위치로 되돌아온다.(5회 반복)

느낌

다리를 왼쪽으로 떨어뜨리는 동작이 두 번째는 더 쉽게 느껴졌는가? 그리고 더 멀리 움직였는가? 상체가 오른쪽으로, 그리고 하체가 왼쪽으로 돌아가면서 몸이 나선형으로 비틀리면 늘어날 때의 느낌은 어떠한가?

3 자세

등을 바닥에 댄 상태에서 양손은 허리 옆에 놓는다. 무릎은 굽힌 상태에서 오른 다리를 왼다리 위에 교차해 올려놓는다.

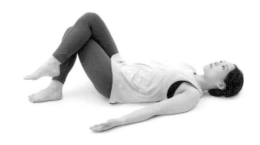

A. 움직임

호흡을 내쉬면서 다리를 천천히 오른쪽으로 떨어뜨린다. 그리고 들이쉬면서 처음 수직 자세로 돌아온다. 다리가 오른쪽으로 떨어질 때 머리는 왼쪽으로 구르듯이 돌아가고, 왼팔은 바닥에 닿은 상태에서 위로 뻗는다.(10회 반복)

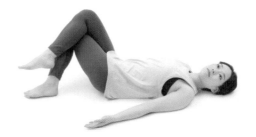

느낌

머리를 왼쪽으로 돌리게 되면, 목에 있는 경추도 왼쪽으로 회전한다. 이 동작은 몸통 중간
에 있는 척추와 늑골에 공간을 확보하고, 나선형으로 몸을 쉽게 비틀 수 있도록 해준다.
회전 할 때 몸의 변화를 느껴보라.

4 자세

양손을 합장한 채 팔꿈치를 쭉 펴고, 위로
뻗어 첨탑자세를 만든다. 무릎은 굽힌
상태로 지면과 수직을 유지하고 있다.

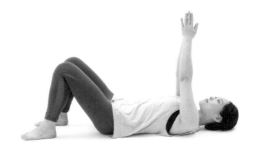

A. 움직임

호흡을 내쉬면서 손을 천천히 왼쪽으로
떨어뜨린다.

들이쉬면서 원래의 첨탑자세로 돌아온
다. 팔꿈치와 손바닥이 처음 자세를 유지
한 채 움직이도록 한다.(5회 반복)

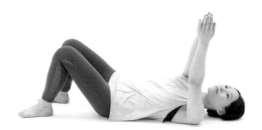

5 자세

다시 한번, 오른 다리를 왼 다리 위에
교차해서 올린다.

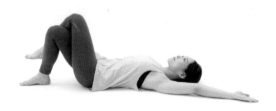

A. 움직임

내쉬면서, 다리를 천천히 오른쪽으로 기울게 한다. 이 동작을 할 때 머리는 왼쪽으
로 구르듯이 돌아가고, 왼손은 위로 뻗는다.(5회 반복)

느낌

여기서 하는 스트레칭은 고양이처럼 우아하게 하도록 한다. 아이처럼 즐거운 마음으로, 가능
한 동작을 즐기면서 하도록 한다.

6 자세

오른 다리를 왼 다리 위에 교차해서 올
려놓은 채 양손은 첨탑자세를 취한다.

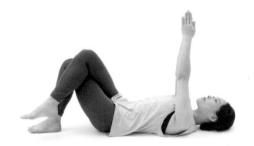

A. 움직임

호흡을 내쉬면서 팔과 머리는 왼쪽으로, 반대로 다리는 오른쪽으로 돌린다.(상체가
하체보다 가볍기 때문에 이 동작을 할 때 보통 팔이 먼저 움직인다.)

• 소마운동 프로그램

그런 다음, 호흡을 들이쉬면서 팔과 다리를 천천히 처음 자세로 되돌린다.

(5회 반복)

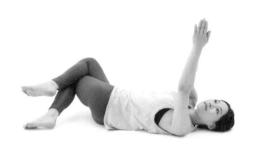

느낌

커다란 두 개의 손이 상체와 하체를 반대로 움직인다고 상상하라. 빨래를 비틀어 물기를 짜내듯이 몸 전체가 완전히 돌아가는 것을 느껴보라.

7 자세

왼 다리를 오른 다리 위에 교차해서 올려놓은 채 양손은 첨탑자세를 취한다.

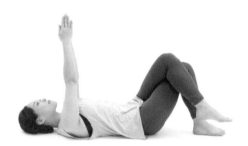

A. 움직임

호흡을 내쉬면서 팔과 머리는 오른쪽으로, 그런 다음, 호흡을 들이쉬면서 팔과 다리를 천천히 처음 자세로 되돌린다.(5회 반복)

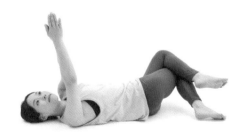

팔다리를 모두 풀어 편하게 이완하고 잠시 동안 쉰다.

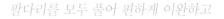

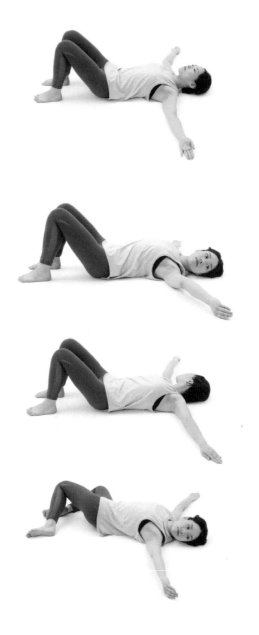

 자세

무릎을 굽힌 상태에서 이번엔 양 팔을
몸과 90도가 되게 옆으로 펼친다.

A. 움직임

왼손 손바닥을 하늘로 향하게 해서 위
로 돌리고, 오른손 손바닥을 땅으로 향
하게 해서 아래로 돌린다. 이때 양 손
바닥은 바닥에서 굴러가듯이 움직인다.
왼쪽 어깨가 바닥에 닿고, 오른쪽 어깨
가 바닥에서 뜨는 느낌이 들도록 한다.
팔을 움직이는 동안 머리는 제자리에서
움직이지 않는다.

이제 이 동작을 반대로 시행한다. 느리
고 부드럽게, 움직임의 느낌이 좋아질
때까지 여러 번 반복한다.

왼손 손바닥을 하늘로 향해 굴리고, 오른
손 손바닥을 땅으로 향해 굴리는 동작

• 소마운동 프로그램

을 하면서 양 무릎은 오른쪽으로 떨어
뜨린다(기울인다).

반대로도 시행한다. 이 동작을 할 때 머
리는 다리와 반대 방향으로 구르듯이
돌아가게 한다.(10~20회 반복)

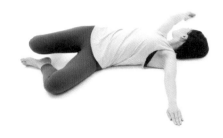

느낌

몸 전체가 비틀리고 늘어나는 느낌을 감지한다. 동작을 할 때는 아이처럼, 또는 고양이처럼
가능한 즐겁고 기쁜 마음으로 시행한다.

모든 동작을 멈추고 편하게 쉰다.

신체이미지훈련Body Image Training

외상은 사람의 몸이 측만되게 하는 원인이 된다. 측만이란 몸이 한쪽으로 기울
어 척추가 휜 것을 말한다. 이러한 측만은 대부분 척추와 몸통의 근육이 한쪽으로
만성 수축이 일어나 생긴다. 이들 근육의 수의적 통제력을 되찾으면 허리의 커
브는 바르게 만들 수 있다.

허리가 측만인지 아닌지 알아보기 위해서는 우선 거울 앞에 눈을 감고 선다. 그
다음 몸을 한쪽으로 가볍게 기울인다. 눈을 감은 상태에서 '바르게 느껴지는' 자
세가 되도록 상체를 움직인다. 다 되었으면 눈을 뜨고 거울에 비친 자신의 모습

'바르게 느껴지는' 상태를 비교해본다. 머리는 똑바른가? 어깨는 수평 위치에 있는가? 양손은 서로 비슷한 높이에 위치해 있는가?

거울에 비친 모습이 한쪽으로 기울어져 있다면, 당신에게 '바르게 느껴지는' 자세는 왜곡된 상태이다. 균형감각에 이상이 있다는 이야기다.

이렇게 왜곡된 몸을 바르게 하려면 다음 과정을 따르도록 한다. 우선 눈을 감고 상체를 오른쪽으로 기울인다. 그 다음 '바르게 느껴지는' 자세가 되도록 몸을 움직인다. 눈을 뜨고 하면 오히려 좋지 않다. 눈을 감은 상태에서 오로지 자신의 느낌과 균형감각 만으로 '바르게 느껴지는' 자세를 만든다. 바르다고 믿는 자세가 되었으면 눈을 떠서 거울에 비친 모습을 확인하라. 이때 몸을 움직이지 않는다. 이번엔 균형이 맞는가? 그렇지 않다면, 다시 눈을 감고, 당신이 생각하기에 균형 잡힌 상태가 되도록 몸을 움직인다. 몸을 움직이지 말고, 눈을 떠서 다시 체크한다. 여전히 균형이 안 맞았으면, 거울 속에 비친 모습이 눈을 뜨고 봐도 바른 자세가 될 때까지 이 과정을 반복한다.

중요한 것은 눈을 뜬 상태에서 자세 균형을 맞추려고 하는 것은 전혀 도움이 되지 않는다는 것이다. 눈을 뜨고 하면 감각운동시스템이 아무것도 배우지 못하고, 결국 당신의 자세는 변화하지 않을 것이다.

이번엔 눈을 감고 몸을 왼쪽으로 가볍게 기울였다가 앞과 같은 과정을 반복한다. 바른 자세가 되었으면 다시 오른쪽으로 한번, 왼쪽으로 한번 더 시행한다. 이 정도면 하루 훈련량으로 충분하다.

다음날 똑같은 과정을 반복하게 되면 좀 더 빠르고 정확하게 바른자세를 찾을 수 있을 것이다. 일주일 정도가 지나면 눈을 감고, 어둠 속에서도 정확하게 머리와 몸의 바른 위치를 찾을 것이다. 이쯤 되면 측만증은 개선이 될 것이고, 처음 4개의 소마운동에 사용되는 근육들을 마스터 했다고 여겨도 된다.

당신이 몸 안에서 느끼는 내적인 이미지와 거울을 통해 확인한 외부 이미지가 똑같아졌다는 것은, 신체이미지가 교정되고, 근육 통제력이 회복되었다는 의미이다. 이것은 바이오피드백을 통한 자가 훈련으로, 신체 기능의 통제력을 확보하는 데 과학적으로도 정립된 기법이다.

Cat Stretch

매일 하는 '고양이 스트레칭'

레슨4에서 배운 8.A. 동작이 고양이 스트레칭에 첨가된다.

Lesson
5

고관절과 다리 근육 통제

이번 레슨을 통해 왜 소마운동이 성급하게 해서는 안 되는지, 또 왜 점진적으로 해야만 하는지 알게 될 것이다. 그리고 몸의 중력중심에 있는 근육들이 자유롭게 되어야 엉덩이, 다리, 발에 있는 근육들도 자유로운 움직임을 보이게 된다는 사실도 발견할 수 있을 것이다.

감각운동기억상실증은 골반과 근육 사이, 즉 몸의 중력중심에 있는 근육을 긴장시킨다. 이로 인해 노인이 되면 반드시 나타난다고 오해하고 있는 보행장애를 일으킨다. 보행장애는 일반적으로 뻣뻣한 몸 상태에서 걷기 때문에 발생한다.

레슨5를 통해 보행시 필요한 근육뿐만 아니라 다리를 움직이는 데 필요한 모든 근육들을 자유롭게 한다. 오랫동안 등산이나 댄스처럼 즐거움을 주는 활동을 하지 못했던 사람들은 또 다시 이런 활동을 할 수 있게 될 것이다.

1 자세

등을 바닥에 대고 누운 상태에서 다리를 편다. 하지만 오른 다리는 무릎을 바깥쪽으로 살짝 구부린다.

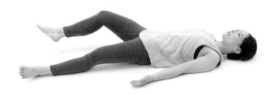

• 소마운동 프로그램

A. 움직임

오른 발바닥을 몸 안쪽을 돌리고, 무릎은 바깥쪽으로 돌아가게 한다. 발바닥과 무릎은 바닥에서 살짝 떨어진 상태에서 무릎을 굽힌다. 이렇게 제기차기를 느리게 하는 동작을 하고 나서, 발을 다시 펴서 처음 자세로 가져간다.(10회 반복)

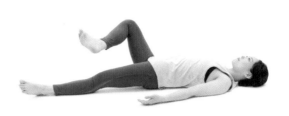

느낌

이런 제기차기 자세에서 오른 무릎은 바닥을 향해 떨어지지만, 왼쪽 척추 근육은 늘어난다. 그리고 왼쪽 골반은 위로 올라간다. 척추의 근육이 더 많이 이완되어 늘어날수록, 그리고 왼쪽 골반을 위로 더 잘 끌어올릴수록, 오른발을 위로 들어 올리면서 무릎을 바깥쪽으로 떨어뜨리는 동작을 더 잘하게 될 것이다.

2 자세

이번엔 오른발을 바깥쪽으로 돌린다. 이때 오른 무릎은 안쪽, 즉 왼쪽을 향해 떨어진다.

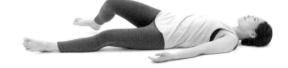

A. 움직임

바깥으로 향한 오른 발바닥을 위로 끌어올린다. 이때 오른발은 몸에서 조금

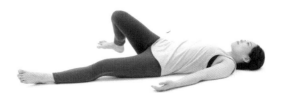

씩 멀어지며, 무릎은 몸 안쪽과 바닥 쪽으로 떨어진다.

그런 다음 처음 자세로 돌아온다.(10회 반복)

느낌

이 동작을 할 때 오른쪽 허리 근육이 늘어나면서 오른쪽 골반은 위로 올라간다. 오른쪽 엉덩이 쪽에서 일어나는 일을 느껴보라. 발바닥을 몸 바깥쪽으로 돌린 상태에서 위로 끌어올리는 동작을 하면, 무릎은 안쪽으로 떨어지고, 오른쪽 골반은 위로 끌려 올라간다. 이 움직임이 어떻게 가슴과 목까지 연결되는지 확인하라.

발바닥을 바깥으로 돌려서 끌어올리는 동작을 할 때 고개를 살짝 오른쪽으로 돌리면, 움직임이 더 쉬워지는지 느껴보라.

동작이 편안해졌으면, 멈추고 팔다리를 쭉 편 상태에서 쉬어라. 몸을 이완하면서

오른 다리와 왼다리의 느낌 차이를 비교해 보라.

다음은 앞의 두 동작을 함께 하는 것이다.

---

3 자세

양 다리를 똑바로 편 상태로 눕는다.

A. 움직임

먼저, 오른 발바닥을 안쪽으로 돌려 제 기차기를 느리게 하듯이 위로 당긴다. 이때 오른 무릎은 바깥쪽으로 떨어지

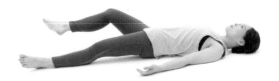

고, 왼쪽 등은 들린다. 그 다음, 오른발을 편 후 발바닥을 바깥으로 돌리고 나서, 위로 끌어올린다. 이때 오른 무릎은 안쪽으로 떨어지고(기울고), 오른쪽 등은 들린다. 다시 오른발을 편 후 발바닥을 안쪽으로 돌리고 똑같이 반복한다.(10회 반복, 매우 느리게)

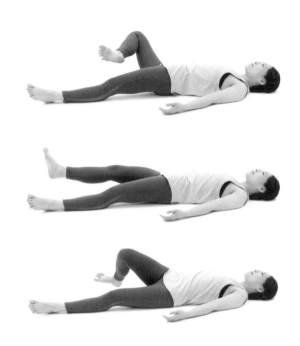

느낌

발목의 움직임으로 인해. 몸 전체와 목이 어떻게 움직이는지 확인한다. 몸은 점점 유연해지고 하나의 단일한 연속체처럼 탄력있게 움직인다. 이것이 신체가 서로 협응하는 느낌이다.

모든 동작을 멈추고 팔다리를 편 후, 쉰다.

느낌

오른 다리 전체의 느낌이 왼다리에 비해 얼마나 개선되었는지 느껴본다.

4 자세

등을 바닥에 대고 누운 상태에서 다리를 편다. 하지만 왼다리는 무릎을 바깥쪽으로 살짝 구부린다.

A. 움직임

왼 발바닥을 몸 안쪽을 돌리고, 무릎은
바깥쪽으로 돌아가게 한다. 발바닥과
무릎은 바닥에서 살짝 떨어진 상태에서
무릎을 굽힌다. 이렇게 제기차기를 느
리게 하는 동작을 하고 나서, 발을 다시
펴서 처음 자세로 가져간다.(10회 반복)

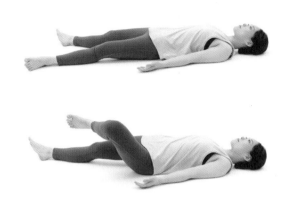

느낌

이런 제기차기 자세에서 왼 무릎은 바닥을 향해 떨어지지만, 오른쪽 척추 근육은 늘어난다. 그리고
오른쪽 골반은 위로 올라간다. 척추의 근육이 더 많이 이완되어 늘어날수록, 그리고 오른쪽 골반을
위로 더 잘 끌어올릴수록, 왼발을 위로 들어 올리면서 무릎을 바깥쪽으로 떨어뜨리는 동작을 더 잘하
게 될 것이다.

---

5 자세

이번엔 왼발을 바깥쪽으로 돌린다. 이때 오른 무릎은 안쪽, 즉 오른쪽을 향해 떨어진다.

A. 움직임

바깥으로 향한 발바닥을 위로 끌어올린
다. 이때 오른발은 몸에서 조금씩 멀어
지며, 무릎은 몸 안쪽과 바닥 쪽으로 떨

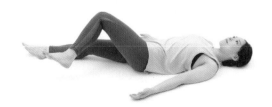

어진다. 그런 다음 처음 자세로 돌아온

다.(10회 반복)

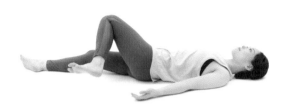

느낌

이 동작을 할 때 왼쪽 허리 근육이 늘어나면서 왼쪽 골반은 위로 올라간다. 왼쪽 엉덩이 쪽에

서 일어나는 일을 느껴보라. 발바닥을 몸 바깥쪽으로 돌린 상태에서 위로 끌어올리는 동작을

하면, 무릎은 안쪽으로 떨어지고, 오른쪽 골반은 위로 끌려 올라간다. 이 움직임이 어떻게 가슴

과 목까지 연결되는지 확인하라.

　발바닥을 바깥으로 돌려서 끌어올리는 동작을 할 때 고개를 살짝 왼쪽으로 돌리면, 움직임

이 더 쉬워지는지 느껴보라.

동작이 편안해졌으면. 멈추고 팔다리를 쭉 편 상태에서 쉬어라. 몸을 이완하면서

오른 다리와 왼다리의 느낌 차이를 비교해 보라.

다음은 앞의 두 동작을 함께 하는 것이다.

6 자세

양 팔과 다리를 똑바로 편 상태로 눕는다.

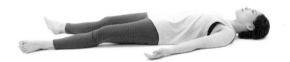

A. 움직임

먼저, 왼 발바닥을 안쪽으로 돌려 제기
차기를 느리게 하듯이 위로 당긴다. 이때
왼 무릎은 바깥쪽으로 떨어지고(기울고),
오른쪽 등은 들린다.

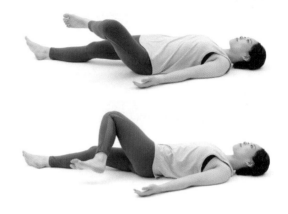

그 다음, 왼발을 편 후 발바닥을 바깥으
로 돌리고 나서, 위로 끌어올린다. 이때
왼 무릎은 안쪽으로 떨어지고, 왼쪽 등
은 들린다. 다시 왼발을 편 후 발바닥을
안쪽으로 돌리고 똑같이 반복한다.(10회 반복, 매우 느리게)

> 느낌
> 다시 한번, 발목의 움직임에 따라 몸 전체와 목이 어떻게 따라 움직이는지 확인한다. 목과 가
> 슴을 이완하라. 발바닥을 안쪽으로 돌린 후 바깥쪽으로 돌리면, 목도 여기에 맞추어 자연스럽
> 게 우회전 후 좌회전이 일어나게 될 것이다.

모든 동작을 멈추고 팔다리를 편 후, 쉰다.

> 느낌
> 충만하게 살아있는 느낌 안에서 왼다리와 오른 다리의 연관성을 확인하라.

다음은 양 다리를 동시에 사용하는 동작이다.

7 자세

바닥에 등을 대고 누운 상태에서 양 팔과
다리를 똑바로 편다.

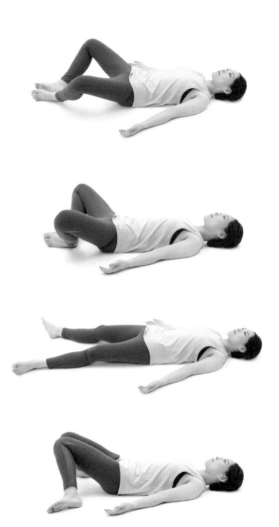

A. 움직임

양 발바닥을 모두 안쪽으로 돌리고,
양 무릎이 바깥으로 떨어지게 만든
다.(bow-legged, 밭장다리, 다리가 바
깥으로 휜 모양, 무릎 안쪽이 O자)
그런 다음, 양 다리를 쭉 펴고 나서, 양
발바닥을 바깥쪽으로 돌리고 무릎을 안
쪽으로 떨어지게 하는 자세가 되도록
당긴다.(knock-knee, 외만슬, 밖으로
굽은 다리, 무릎이 X자 모양) 다리를 폈
다 당기는 동작이 1회(10회 반복)

> 느낌
> 무릎 안쪽이 O자가 되면 허리가 들려 아치
> 를 이루고, X자가 되면 허리가 바닥으로 내
> 려온다. 동작을 하면서 확인하라.

B. 움직임

양 무릎과 발을 가깝게 붙인 상태에서,
똑바로 세운 무릎을 오른쪽으로 떨어뜨
린다. 그런 다음, 이번엔 무릎을 세운
후 왼쪽으로 떨어뜨린다.(10회 반복)

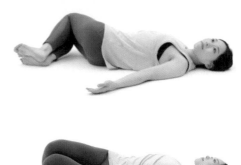

느낌

이 움직임패턴은 스키를 타는 자세와 유사
하다. 발바닥은 평행한 상태에서 엉덩이와
등이 오른쪽, 왼쪽으로 회전한다. 좌우로
반복할수록 몸의 유연성이 증가되는 것을
확인하라.

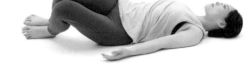

모든 동작을 멈추고, 팔다리를 쭉 편
상태에서, 이완한다.

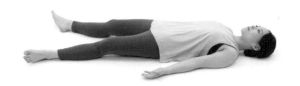

느낌

양 다리가 살아나는 느낌을 확인한다. 감각운동시스템 관점에서 보면 당신의 양 다리는 오른쪽과
왼쪽 모두에서 더 많이 살아났다. 이렇게 몸의 감각운동시스템이 살아있는 느낌이 몸 전체로 확장
되어, 더 깊게 이완되는 것을 느껴본다.

.... *Cat Stretch* ....

매일 하는 '고양이 스트레칭'

레슨5에서 배운, 3.A와 6.A 그리고 7.A와 7.B가 고양이 스트레칭에 첨가된다.

목과 어깨 근육 통제

여기서 배우는 매력적인 소마운동은 나에게 가르침을 준 펠덴크라이스 박사가 창안한 것이다. 그는 인체의 서로 다른 부위에 관심을 기울이는 행위가 우리의 움직임을 얼마나 개선할 수 있는지 명확히 보여주었다. 나는 감각인지sensory awareness가 운동통제motor control를 깨어나게 하는 데 이보다 더 나은 예는 아직 발견하지 못했다.

　　전통적인 운동은 근육을 더욱 강하게 한다. 하지만 소마운동은 근육을 느끼고 통제하는 뇌에 더 큰 지성이 깃들게 해준다. 이번 레슨을 하면서 당신은 이 사실을 계속해서 발견하게 될 것이다. 근육 기능을 외적으로 변화하게 만드는 것은 뇌 기능의 내적인 변화라는 것을 말이다.

레슨6에서, 몸을 왼쪽으로 회전하는 패턴을 완벽히 익힌 후에는 오른쪽도 똑같이 반복하라. 그러면 당신의 뇌에 있는 양쪽 대뇌 반구는 새롭게 프로그램화 될 것이다.

1 자세

양 무릎을 굽히고 자리에 앉는다. 이때 상체는 왼쪽으로 기울이고, 왼 발바닥을 오른 허벅지 댄다. 왼 손을 뻗어 손바닥으로 바닥을 짚고 그쪽으로 몸을 살짝 기댄다. 상체는 곧게 세우고 몸을 너무 많이 뒤로 기대지 않는다. 오른 손바닥으로는 왼쪽 어깨를 잡는다.

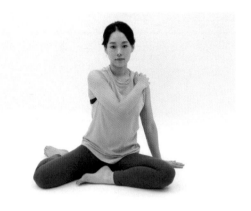

A. 움직임

몸통을 왼쪽으로 매우 천천히 돌린다. 눈, 머리, 어깨, 팔꿈치가 몸통과 함께 가능한 편안하게 같이 돌아가도록 한다. 더 이상 안 돌아가는 지점까지 가면 원래 위치로 되돌아온다.(5회 반복)

끝나고 나면 손을 내려서 잠깐 쉰다.

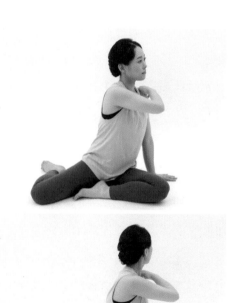

B. 움직임

다시 한번, 몸통을 왼쪽으로 천천히 돌린다. 이번에는 더 이상 안 돌아가는 지점에서 멈춘다. 멈춘 상태에서 당신의 코가 벽의 어느 지점을 가리키고 있는지 확인한

• 소마운동 프로그램

다.(나중에 다시 검사할 때 얼마나 더 많은 움직임이 일어났는지 확인하기 위해서. 현재 코가 가리키는 지점을 기억한다.)

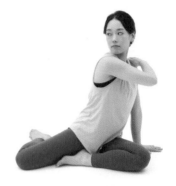

이제 몸통이 더 이상 안 돌아가는 지점에서, 고개만 오른쪽으로 돌려 처음 위치로 왔다가 다시 왼쪽으로 돌린다.(5회 반복)

5회 반복이 끝나면, 몸 전체를 처음 자세로 가져오고, 어깨를 잡고 있던 오른 손을 무릎에 내려놓고 앉은 상태에서 쉰다. 이때 왼손에 몸을 너무 많이 지지하지 않는다.

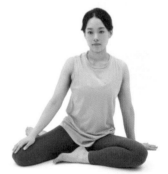

C. 움직임

다시 한번, 오른손으로 왼쪽 어깨를 잡고 머리와 몸통을 왼쪽으로 회전한다. 더 이상 가지 않는 지점에 멈추어서, 이번엔 눈만 오른쪽으로 움직였다가 다시 왼쪽으로 돌리는 동작을 5회 반복한다.

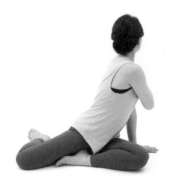

처음 자세로 돌아와 손을 내려놓고 쉰다.

느낌

눈만 오른쪽으로 돌릴 때, 목 근육에서 무언가 떨리는 느낌을 받았는가? 마치 목도 따라서 움직이고 싶어 하는 것처럼 말이다. 이것은 우리가 평상시에 눈과 머리를 함께 움직여서 생긴 학습된 습관 때문에 일어나는 현상이다. 어떤 사람들에겐 목에서 생기는 미세한 움직임을 억제하는 것이 처음엔 매우 어려울 수 있다. 하지만 연습을 통해 곧 사라질 것이다.

D. 움직임

이제, 눈을 감고 테스트 해 보라. 오른손으로 왼쪽 어깨를 잡고 눈, 머리, 어깨, 몸통을 왼쪽으로 갈 수 있는 만큼 돌렸다 처음 자세로 다시 돌아온다.(5회 반복)
다섯 번째 돌렸을 때, 끝점에서 멈추어서 눈을 뜨고 코가 가리키는 지점을 확인한다. 처음 확인했던 지점보다 더 멀리 갔는가? 그렇다면 이것은 강압적인 근육 운동 때문이 아닌, 내적 인지의 증가 때문이다.

E. 움직임

다시 한번, 오른손으로 왼쪽 어깨를 잡고, 천천히 몸을 돌려 새로운 움직임의 한계까지 갔다 오는 동작을 반복한다.(10회 반복)

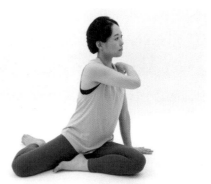

느낌

이 동작을 하면서 오른쪽 엉덩이(골반)에서 어떤 느낌이 나는지 확인한다. 몸통을 돌릴 때마다 오른쪽 엉덩이가 위로 들리는 느낌이 나고, 다시 처음 자세로 돌아오면 엉덩이는 아래로 떨어지는 느낌이 난다. 의식적으로(강압적이 아닌) 오른쪽 엉덩이가 원하는 대로 움직이도록 돕는다. 원하는 높이까지 올라갈 수 있도록 지켜보면서, 이러한 인지가 어떻게 움직임을 개선시키는지 확인한다.

마지막에 멈춘 지점에서 코끝이 어느 지점을 가리키는지 확인한다. 아까보다 더 멀리 이동했는가 아니면 다른 문제가 있는가?

모든 동작을 멈추고, 등을 바닥에 대고 편하게 누워 1분간 쉰다.

쉬면서 고개를 좌우로 부드럽게 돌려본다. 오른쪽보다 왼쪽으로 더 쉽게 움직이는지 확인한다.

2 자세

1번과 같은 자세로 양 무릎을 굽히고 자리에 앉는다. 이때 상체는 왼쪽으로 기울이고, 왼 발바닥을 오른 허벅지 댄다. 왼 손을 뻗어 손바닥으로 바닥을 짚고 그쪽으로 몸을 살짝 기댄다. 상체는 곧게 세우고 몸을 너무 많이 뒤로 기대지 않는다.

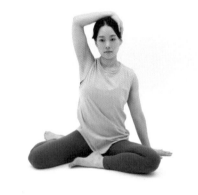

오른손으로는 머리를 가볍게 잡는다. 목은 완전히 이완해서 오른손의 힘만으로 움직임이 일어나게 한다.

A. 움직임

느리고 부드럽게 머리를 오른쪽 어깨 방향
으로 당긴다.

그런 다음, 이번엔 머리를 왼쪽 어깨 방향
으로 민다. (10회 반복)

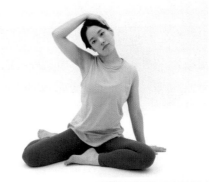

> 느낌
>
> 머리가 오른쪽으로 기울 때 오른쪽 늑골이 압
> 박받고, 왼쪽 늑골은 열린다.
> 머리가 왼쪽으로 기울 때 왼쪽 늑골이 압박받
> 고, 오른쪽 늑골은 열린다.
> 늑골은 아코디언과 닮았다. 이렇게 늑골이 반
> 복적으로 움직이도록 허락하면, 머리는 조금
> 더 멀리까지 기울어질 것이다. 강압적인 힘으
> 로 하지 말고, 깊은 인지를 통해서 시행하라.

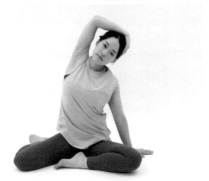

그리고, 머리가 오른쪽으로 기울 때, 오른 허리가 짧아지고, 오른쪽 골반에 무게가
더 많이 실리는 느낌을 확인하라. 머리가 왼쪽으로 기울 때는 반대 느낌이 발생한
다. 이러한 허리와 골반 움직임이 자유롭게 일어나도록 허락하면, 머리는 조금 더
멀리까지 기울어진다.

손은 다리 위에 올려놓고, 얼마간 쉰다.

B. 움직임

오른손으로 왼쪽 어깨에 가볍게 올려놓고
상체를 왼쪽으로 최대한 돌린다. 눈을 감
은 채로 시행하면서 늑골과 허리, 오른쪽
엉덩이의 움직임을 인지하면서 한다.(5회
반복)

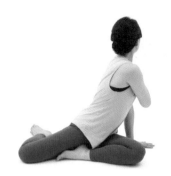

다섯 번째 회전을 할 때, 회전이 최대로 일어난 상태에서 눈을 뜨고 코끝의 위치를
확인한다. 처음 갔던 지점보다 더 멀리 갔는가? 이제 당신은 새로운 감각인지가 어
떻게 새로운 움직임을 가능하게 하는지 알게 되었다.

동작을 모두 멈추고, 편히 누워 1분간 쉰다.

3 자세

자리에 앉아, 1번 자세와 같은 모양을 만
든다. 다만 이번엔 오른손을 왼쪽으로 이
동해서 왼손 근처 바닥을 짚는다.

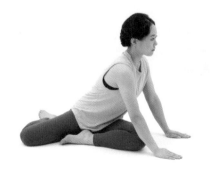

A. 움직임

천천히 눈, 머리, 몸통을 왼쪽으로 회전하면서 늑골, 허리, 엉덩이에 일어나는 움직임이 어느 정도인지 느껴본다.(5회 반복)

다섯 번째 회전을 할 때 회전이 최대로 일어난 상태에서 멈춘다. 이제 머리만 오른쪽으로 돌려 오른쪽 뺨이 오른쪽 어깨에 최대한 가까이 가도록 한 후, 잠시 멈춘다. 여기가 시작점이다.

이제 몸통을 오른쪽으로 돌리면서, 동시에 머리는 왼쪽으로 돌려 왼쪽 뺨이 왼쪽 어깨에 최대한 가까이 가도록 움직인다. 눈은 왼쪽 어깨 너머를 바라본다.

그런 다음, 몸통을 왼쪽으로 돌리면서, 동시에 머리는 오른쪽으로 돌려 오른쪽 뺨이 오른쪽 어깨에 최대한 가까이 가도록 움직인다. 아주 느리게 시행하면 이러한 머리와 몸통의 협응 운동이 부드러워진다.(10회 반복)

처음 중간 자세로 돌아가, 잠깐 쉰다.

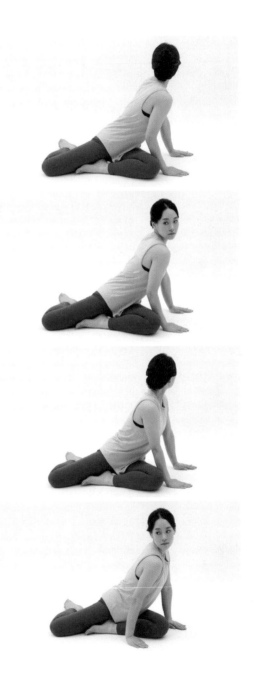

• 소마운동 프로그램

B. 움직임

이제 눈을 감고 테스트 한다. 오른손을 왼쪽 어깨에 올리고 천천히 몸을 돌린 후 돌아온다.(5회 반복)

다섯 번째 회전을 할 때, 회전이 최대로 일어난 상태에서 눈을 뜨고 코끝의 위치를 확인한다. 처음 갔던 지점보다 더 멀리 갔는가?

손은 다리 위에 올려놓고 잠깐 쉰다.

C. 움직임

오른손을 왼손 근처에 놓고 몸을 왼쪽으로 돌린다. 더 이상 안가는 지점에서 멈춘다. 그런 다음 눈만 오른쪽으로 돌린다(머리는 움직이지 않는다). 눈을 오른쪽으로 돌린 상태에서 멈춘다. 이것이 시작 자세이다.

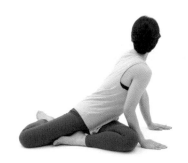

이제 머리, 어깨, 몸통은 오른쪽으로 돌리면서 동시에 눈은 최대한 왼쪽으로 돌린다. 그런 다음 반대로 움직인다. 천천히 시행하면서 움직임이 부드러워지는 것을 느낀다.(10회 반복)

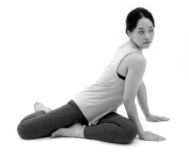

느낌

처음에는 이런 협응 운동이 어렵게 느껴질 것이다. 머리가 움직이는 방향과 반대로 눈을 돌리는 동작은 쉽지 않다. 왜냐하면 머리와 눈은 같은 방향으로 움직이려는 '습관화'가 되어있기 때문이다. 이 움직임이 완전히 부드러워지면, 목의 근육들도 눈이 무의식적으로 가하는 폭력(눈이 움직이는 곳으로 머리를 움직여야만 하는 것은 강압이다.)에 지배당하지 않게 될 것이다.

모든 동작을 멈추고, 누워서 1분간 편하게 쉰다.

4 자세

3번 자세와 같다.

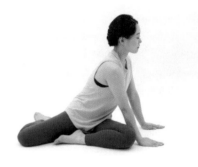

A. 움직임

상체를 좌측으로 회전(5회 반복)

다섯 번째 회전할 때, 최대 회전 지점에서 멈춘다. 그 자세에서 천천히 얼굴을 들어 천장을 보고, 고개를 내려 바닥을 본다.

(5회 반복)

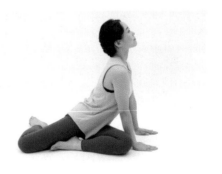

• 소마운동 프로그램

B. 움직임

머리를 아래로 하고 바닥을 향한 상태에서 눈은 천장을 본다. 그런 다음, 머리를 들어 천장을 향하면서 눈은 바닥을 향한다.(5회 반복)

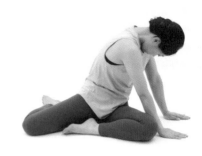

느낌

머리와 눈이 반대로 움직이는 이 동작이 처음에는 쉽지 않다. 이것은 당신 뇌에 새로운 감각운동 프로그램을 만들어준다. 따라서 매우 느리고 주의깊게, 그리고 의식적으로 동작을 하라. 이 협응 운동을 마스터 하게 되면 자신에 대해 매우 자부심을 느끼게 될 것이다.

동작을 멈추고 잠시 쉰다.

C. 움직임

마지막 테스트 동작이다. 자리에 앉은 상태에서 자세는 1번과 같다. 오른손으로 왼쪽 어깨를 잡는다. 눈은 감은 상태에서 몸을 왼쪽으로 돌린다.(5회 반복)
그동안 배운 모든 신체 감각을 동원해 변화를 감지하며, 회전을 최대로 만든다.

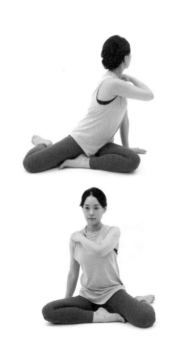

다섯 번째 회전을 할 때, 회전이 최대로 일어난 상태에서 눈을 뜨고 코끝의 위치를 확인한다. 처음 갔던 지점보다 더 멀리 갔는가?

모든 동작을 멈추고, 편히 누워서 손발을 쭉 펴고 쉰다.

몇 분 정도 쉬고 나서(또는 다음날) 똑같은 동작을 반대로 시행한다.

.... *Cat Stretch* ....

매일 하는 '고양이 스트레칭'

레슨 6에서는 고양이 스트레칭의 마지막 움직임패턴을 배웠다.

1.A와 1.B를 왼쪽으로 시행하고, 3.A를 한다(눈을 반대로 돌리는 동작이 쉬워지면, 3.C 동작이 더 좋다). 4.A와 4.B 동작으로 마무리 한다.

그런 다음, 오른쪽으로도 똑같은 순서로 반복한다.

• 소마운동 프로그램

호흡 개선법

몸의 중심과 상체에 있는 근육에 대한 감각인지와 운동통제를 최대한 확보했다면, 이제 깊은 호흡의 기술을 배울 차례이다. 이 호흡법을, 횡격막호흡diaphragmatic breathing 이라고 한다.

레슨7에서 배우는 소마운동은 생리학적인 면에서 매우 중요하다. 2부에서 설명한 빨간등반사로 인해 발생하는 호흡과 심장의 병리적 문제를 확인하기 바란다.

여기서 배우는 움직임패턴은 매일 하는 '고양이 스트레칭'에 넣기에는 매우 시간이 오래 걸린다. 따라서 배운 후 시간 날 때마다 연습하는 것이 좋다.

횡격막호흡은 여러분의 생명력을 높여준다. 할 때마다 호흡이 개선되는 느낌을 발견하게 된다. 다시 말해, 더 많은 공기를 더 적은 힘으로 호흡할 수 있게 된다.

여기서 배우는 자세들 즉, 등을 바닥에 대고 누운 자세앙와위, supine, 복부를 바닥에 대고 엎드린 자세복와위, prone, 옆으로 누운 자세측와위, side-lying는 각각 서로 다른 감각피드백과 유용성을 지닌다. 각 자세들은 중력과 서로 다른 관계를 맺고 있기 때문에 운동통제 방식도 서로 차이가 있다.

1 자세

등을 바닥에 대고 누운 자세에서 무릎을
굽힌다. 그리고 양 발은 엉덩이 가까이 당
긴다. 양 발 사이가 약간 떨어지도록 하
고, 팔은 몸 옆에서 쭉 편다.

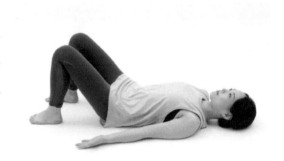

A. 움직임

호흡을 코로 들이쉬면서 허리를 들어올리
고, 꼬리뼈로 바닥을 누른다.(레슨1에서 했
던 동작이다.)

그런 다음, 내쉬면서 허리를 바닥으로 내
린다.(느리고 부드럽게 15회 반복)

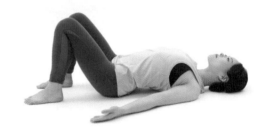

느낌

이 동작을 할 때 횡격막이 상하로 움직이는 것
을 인지하라. 횡격막은 늑골 아래쪽에 위치해
서 복부에서 등으로, 오른쪽 옆구리에서 왼쪽
옆구리로 연결되어 있다.
횡격막은 흉강과 복강을 나누는 경계이다.

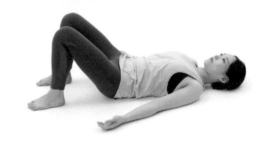

호흡을 내쉴 때 횡격막은 이완되면서 위로 올라간다. 마치 우산과 같다. 횡격막의
탄성에 의해 공기는 체외로 배출된다.

호흡을 들이쉴 때 횡격막은 수축되면서 아래로 내려간다. 마치 우산이 아래로 펼쳐진 모양과 비슷하다. 횡격막이 아래로 내려가면 흉강 내부는 부분적인 진공상태가 되고, 체외의 공기가 체내로 들어와 폐로 간다.

알아야 할 것은, 호흡을 들이쉴 때, 횡격막이 수축하면서 아래로 내려가 복부의 장부를 누른다는 사실이다. 횡격막이 복부를 누르면 장부는 아래쪽으로 밀리면서 아랫배가 풍선처럼 앞으로 나오게 된다. 이러한 자연스러운 움직임을 방해하면 안된다. 복부 근육이 이완될수록 배가 더 잘 부풀어 오르며 더 많은 양의 산소가 폐로 들어오게 된다. 깊고 이완된 상태에서 하는 호흡은 가슴 위쪽으로 흉곽을 끌어올리면서 하는 것이 아니라, 아랫배로 한다.

어떤 이유로든 복부 근육이 긴장되면, 호흡할 때 복부가 앞으로 부풀어 오르지 못하게 된다. 따라서 횡격막이 아래로 내려가며 하는 펌프운동이 제대로 안 일어나게 되면서 호흡은 얕아진다.

그러므로, 호흡을 들이쉴 때 복부를 이완해 배가 자연스럽게 팽창하게 내버려두어라. 앞으로 나온 배는 탄성에 의해 저절로 되돌아온다. 복부가 긴장되어 딱딱해져 있으면 호흡은 얕아지고, 심장박동과 혈압을 증가시킨다.

이 동작을 15회 하는 동안, 들숨에 배는 점점 풍선처럼 확장되고, 날숨에 평평해질 것이다.

펌프운동The Pump

B. 움직임

호흡을 들이쉬면서 배를 풍선처럼 부풀린다. 이 상태에서 호흡을 멈췄다가, 갑자기 배와 허리를 평평하게 만들면서 복부에 있는 공기를 가슴으로 밀어 올린다.(이때 공기가 코로 새어나가지 않게 한다) 공기가 가슴으로 이동하면 가슴이 부풀어 오른다.

　　그런 다음, 가슴에 있는 공기를 다시 아랫배로 밀어 내리면서 허리에 아치를 만든다.

이 펌프운동을 더 이상 숨을 참기 힘들 때까지 반복한다. 강하고 단호하게, 마치 피스톤이 위아래로 움직이듯이 한다.

동작을 멈추고, 얼마간 쉰다.

느낌
쉬면서 자신이 평소에 하던 호흡을 하게 되면, 복부와 흉곽 사이에 더 많은 공간이 생긴 느낌이 나는지 확인하라. 체간의 긴장이 감소했는가? 호흡할 때 발생하는 체간의 모든 움직임이 쉬워지지 않았는가?

C. 움직임

이 펌프운동을 2회 이상 반복한다.
복부의 공기를 가슴으로 보낼 때 공기가 새어나오지 않게 주의한다.

• 소마운동 프로그램

D. 움직임

이제 반대로, 호흡을 먼저 가슴으로 들이쉰다. 이때 허리는 바닥에 닿아있다.

그런 다음, 허리에 아치를 만들며 가슴의 공기를 아랫배로 총을 쏘듯 민다. 그리고

나서 다시 복부의 공기를 가슴으로 밀어 올린다. 호흡을 참기 힘들 때까지 반복한다.

이것을 2회 이상 반복한다.

동작을 멈추고 쉰다.

---

2 자세

배를 바닥에 대고 엎드린다. 이때 머리
는 오른쪽으로 돌려 왼뺨이 오른 손등
위에 오도록 한다. 왼팔은 몸 옆에 쭉
편 상태로 놓는다.

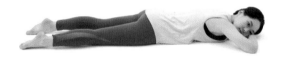

A. 움직임

몸 전체가 이완된 상태에서 아랫배로 호흡을 깊게 들이쉰다. 배가 부풀어 올라 바
닥을 누르도록 내버려 둔 상태에서 호흡을 멈춘다. 그런 다음 아랫배의 공기를 가
슴으로 쏘아 올린다. 그런 다음 다시 가슴의 공기를 배로 밀어 내린다. 호흡을 더
참기 힘들 때까지 반복한다.

이번에 가슴으로 숨을 먼저 들이쉬고 나서 앞과 동일하게 시행한다.

3 자세

고개를 왼쪽으로 돌려 오른 뺨이 왼 손
등 위에 오도록 한다. 오른팔은 몸 옆에
쭉 편 상태로 놓는다.

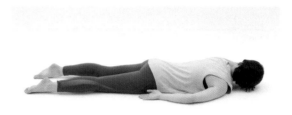

A. 움직임

2번과 같은 펌프운동을 시행한다.
한 번은 복부에서, 한 번은 가슴에서부터 시작한다.

> 느낌
>
> 늑골 뒤쪽과 허리가 늘어나며 열린 느낌이 나는지 확인한다.

---

4 자세

왼손이 아래로, 오른손이 위로 올라가
는 측와위로 눕는다. 오른손은 오른쪽
엉덩이 위에, 왼손은 위로 뻗어 바닥에
닿아있다. 왼손 위에 왼쪽 귀가 닿도록
머리를 올려놓는다. 양 무릎은 나란하게 굽힌다.

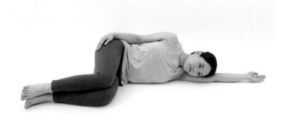

A. 움직임

허리에 아치를 만들면서 호흡을 아랫배
로 들이쉬어 배가 앞으로 나오게 한다.
그런 다음 복부의 공기를 가슴으로 쏘
아 올리면서 허리를 평평하게 만든다.
이 동작을 정확하게 피스톤처럼, 호흡
을 더 참기 힘들 때까지 반복한다.
이번에는 가슴으로 호흡을 먼저 들이쉬
고 똑같이 반복한다.

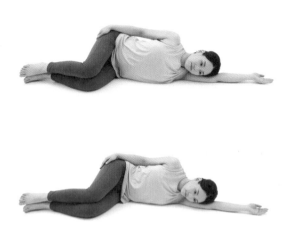

느낌

이 두 움직임패턴이 끝나면, 오른쪽 흉곽과 허리 사이에 호흡 공간이 더 많이 확보되었는지 확
인한다. 오른쪽이 더 쉽게 움직이는가?(당신의 왼쪽 늑골은 바닥에 눌려있다. 따라서 압력이
가해질 때 공기는 오른쪽 흉곽쪽으로 더 많이 움직인다는 사실을 기억하기 바란다.)

5 자세

왼쪽으로 돌아누워 팔과 다리를 반대로
배열한다.

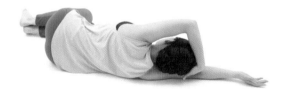

A. 움직임

4번 동작과 똑같은 펌프운동을 한다.

느낌

왼쪽에서 더 많은 공간이 느껴지는가? 호흡할 때 움직임이 더 쉬워졌는가?

모든 동작을 멈추고, 등을 바닥에 대고 누운 상태에서 편히 쉰다.

대각선펌프The Diagonal Pump

6 자세

등을 바닥에 대고 누운 상태에서 무릎을 굽힌다. 다리를 엉덩이 근처까지 끌어당긴다.

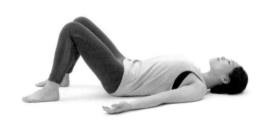

A. 움직임

왼쪽 흉곽을 수축하면 오른쪽 흉곽이 넓게 열린다.

이 상태에서 허리는 평평한 상태를 유지하며, 호흡을 오른쪽 흉곽으로 깊게

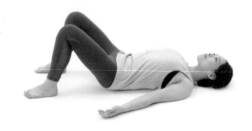

들이쉰다.

오른쪽 흉곽이 공기로 가득차면, 허리
에 아치를 만들면서 오른쪽 흉곽의 공
기를 왼쪽 복부로 총을 쏘듯이 밀어낸다.
이때 왼쪽 골반이 아래로 살짝 기운다.

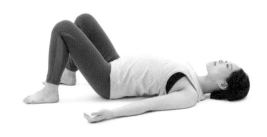

그런 다음, 반대로 왼쪽 복부의 공기를 오른쪽 가슴으로 쏘아 올린다. 이 동작
을 하는 동안 몸통은 매우 이완되고 유연한 상태를 유지하도록 한다. 평소에 안
해본 동작이지만 할수록 쉬워질 것이다.
(코나 입으로 공기가 새나가지 않도록 주의한다.)

조금 쉬었다 다시 한번 반복한다. 움직임이 좀 더 부드러워지는 것을 느끼면서
시행한다.

7 자세

6번과 같은 자세에서 이번엔 반대편 대
각선펌프 동작을 준비한다. 오른쪽 흉
곽을 수축해 왼쪽 흉곽을 벌리고 허리
는 평평한 상태를 유지한다.

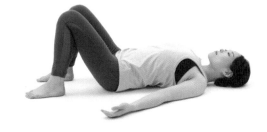

A. 움직임

호흡을 왼쪽 흉곽으로 깊게 들이쉰다.
호흡이 가득 차서 왼쪽 가슴이 풍선처
럼 부풀어 오르면 호흡을 멈춘다. 그 상
태에서 왼쪽 가슴의 공기를 오른쪽 복

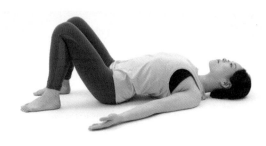

부로 쏟다. 이때 허리는 아치를 이루며 오른쪽 골반은 아래로 약간 기운다.
호흡을 참기 어려울 때까지 이 동작을 반복한다.
쉬었다가 한번 더 반복한다.

8 자세

등을 바닥에 대고 누운 자세. 양쪽 가슴은 편안하게 이완되어 있다.

A. 움직임

호흡을 양쪽 가슴으로 깊게 들이쉬고
나서 정지한다. 그런 다음 가슴에 가득
찬 호흡을 복부 양쪽으로 쏟다. 복부에
공기가 차면 아랫배가 풍선처럼 부풀어
오른다. 이때 허리는 아치 모양을 만든

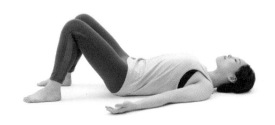

다. 반대로 시행하고 숨을 참기 힘들 때까지 반복한다.

멈추고 쉰다.

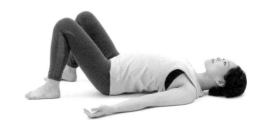

느낌

이완한 상태에서 부드럽고 자연스럽게 호흡하
면서, 흉곽과 복부 전체가 편하고 유연해진 느
낌을 확인하라. 복부 근육의 움직임을 느끼면
서, 깊은 호흡으로 아랫배가 부드럽게 확장되
는 것을 느껴보라. 또한 몸 전체가 이완되어 고
요해진 느낌을 감지해보기 바란다.

보행 개선법

신체 중심부에 위치한 근육이 경직되면 보행은 점점 나빠진다. 걸을 때 수평면 상에서 골반회전이 줄어들며, 발을 디딜 때 상하로 움직이는 폭도 줄어든다. 또한 팔과 다리가 반대로 움직이며 몸통에서 비틀림이 발생하는데 이러한 움직임도 제한된다.

신체의 중력중심부에 있는 근육이 경직된 사람은 제한된 골반과 체간 움직임에 적응하게 된다. 따라서 자연스럽게 걷는 능력을 잊게 된다. 따라서 감각운동기억상실증이 발생하며, 노인처럼 걸을 수밖에 없는 몸이 된다.

이번 레슨에서 배우는 소마운동은 인간에게 엄청난 중요성을 지닌 기술이다. 인간만이 지구 위에서 유일하게 팔과 다리를 반대로 자연스럽게 흔들면서, 두 발로 걸으며 생활하는 존재이다. 따라서 골반을 멋지게 회전하며 움직이는 법을 배우고, 부드럽고 힘들지 않게 걸을 수 있게 되면 정말 큰 만족감을 느끼게 될 것이다.

앞의 7가지 레슨을 통해, 몸 전체 근육에 대한 감각인지와 운동통제 능력을 확보했다면, 여기서 제시하는 '기름을 친 것'과 같이 부드럽고 효율적인 보행법을 쉽게 배울 수 있을 것이다.

효율적인 보행패턴이야말로 소마운동을 마스터 한 것에 대한 선물이다.

1 자세

등을 바닥에 대고 누운 상태에서 팔다리는 쭉 편다. 양 발 사이는 골반 넓이 정도로 벌린다.

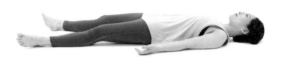

수직면에서의 보행THE VERTICAL DIMENSION OF WALKING

A. 움직임

오른 다리를 천천히 아래로 늘린다. 이때 오른발 뒤꿈치는 바닥에 닿아있다.(이때 왼쪽 엉덩이가 위로 올라가는 것을 확인하라)

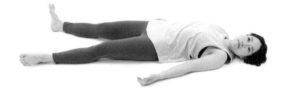

그런 다음, 왼 다리를 천천히 아래로 늘린다. 이때 왼발 뒤꿈치는 바닥에 닿아있다.(이번에는 오른쪽 엉덩이가 위로 올라간다.) 그런 다음, 다시 오른 다리를 늘린다.(20회 반복)

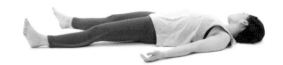

느낌

이렇게 오른발과 왼발을 반복적으로 늘리면서, 자신이 슬로우모션으로 달리고 있다고 상상한다. 한 발이 늘어나 바닥에 닿으면, 반대 발은 짧아진다. 바닥에 닿은 발로 몸무게가 이동하면 요추에 커브가 생긴다. 상상 보행을 하면서, 오른 다리가 바닥에 닿으면 허리는 오른쪽으로 볼록해지고 왼쪽 골반은 위로 올라간다.

발바닥이 지면에 닿을 때 허리의 큰 근육들이 어떻게 반응하는지 확인한다. 이렇게 발생하는 상하 운동을 수직면에서의 보행(걷기와 뛰기를 모두 포함)이라고 한다.

동작을 멈추고 잠시 쉰다.

수평면에서의 보행THE HORIZONTAL DIMENSION OF WALKING

2 자세

무릎을 구부린 자세에서 발과 무릎을 조금 넓게(편안함을 유지한 상태) 벌린다. 이때 엉덩이, 허리, 척추, 흉곽은 부드럽게 이완한다.

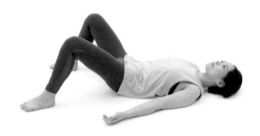

A. 움직임

오른 다리를 몸 안쪽(왼쪽)으로 떨어뜨린다. 그런 다음 다시 무릎을 세운다. 이 동작에서 오른쪽 허리가 들리면서

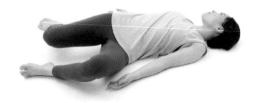

• 소마운동 프로그램

오른쪽 엉덩이도 따라서 들린다. 무릎이 점점 바닥에 가까워질 것이다.(5회 반복)

B. 움직임

이번엔 왼쪽 무릎을 안쪽(오른쪽)으로 떨어뜨린다. 이 동작에서 왼쪽 허리가 들리면서 왼쪽 엉덩이도 따라서 들린 다.(5회 반복)

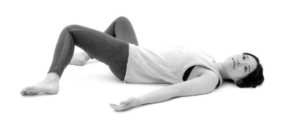

C. 움직임

이제 오른쪽과 왼쪽을 번갈아가면서 반복한다.(5회 반복)

> 느낌
> 좌우를 반복적으로 움직일 때, 허리 근육이 좌우로 번갈아가며 늘어나고 들리며, 골반이 둥근 통처럼 좌우로 구르듯이 움직이는 것을 느껴본다.
> 몸통 전체를 사용해 골반이 양쪽에서 가능한 높게 들리도록 한다. 이렇게 골반과 몸통이 크게 구르듯이 움직이는 동안 양쪽 어깨는 바닥에 붙어있어야 한다.
> 다음 움직임패턴을 할 때 여기서 배운 몸통과 골반의 움직임을 잘 기억하고 있기 바란다.

3 자세

등을 바닥에 댄 상태로 무릎은 굽힌다. 하지만 이번엔 양 다리가 평행이 되게 한 다.

A. 움직임

오른쪽 등, 허리, 흉곽의 근육을 늘리면
서 오른쪽 골반을 위로 들어올린다. 그
런 다음, 발은 가만히 있는 상태에서 허
벅지 근육을 이용해 바닥을 누른다. 이

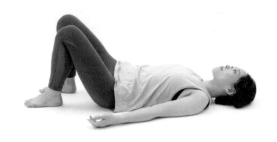

것은 걸을 때 발생하는 움직임이다. 오른발이 앞으로 이동해 스텝을 밟으면 골반
은 앞으로 회전한다. 오른쪽 허벅지로 바닥을 눌러 무릎을 앞으로, 오른쪽 골반을
위로 들어 올리는 동작을 반복한다.(5회 반복)

B. 움직임

오른 다리가 끝나면 왼다리로 똑같이
시행한다.(5회 반복)

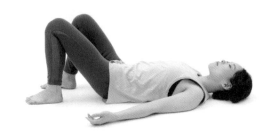

C. 움직임

오른쪽 왼쪽 번갈아가면서 시행한다.(10회 반복)

> 느낌
> 이것은 앞에서 배운 것처럼, 골반과 체간이 같이 움직이는 동작이다. 무릎이 안쪽으로 떨어지
> 는 것이 아니라 앞으로 향한다는 것만 다르다.

허리의 근육이 더 많이 늘어나고, 허리가 더 많이 들릴수록 무릎은 앞으로 더 많이
움직인다. 당신이 서 있는 상태에서 앞으로 스텝을 크게 밟으려고 하면 엉덩이가
회전하게 될 것이다. 이게 바로 수평면에서의 보행(걷기와 뛰기를 모두 포함)이다.

엉덩이에서 수직과 수평 움직임을 결합하기COMBINING THE VERTICAL AND HORIZONTAL MOVEMENTS OF THE HIPS

4 자세

오른 다리는 구부린 상태로, 왼 다리는 바닥에서 쭉 편다.

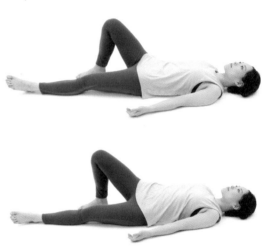

A. 움직임

오른쪽 허벅지를 수축하여 앞으로 밀면서, 동시에 왼쪽 허리 근육을 수축해 왼쪽 엉덩이를 위로 끌어올린다. 이때 펴져 있던 왼다리는 위로 끌려 올라가며 짧아진다. 한번 하고 이완한 다음 다시 반복한다. 움직임이 쉽게 느껴질 때까지 반복한다.

이제 천천히 오른 다리를 펴고 왼 다리를 굽힌다. 그 상태에서 앞에서 했던 것과 반대로, 이번엔 왼 허벅지를 수축하여 앞으로 밀면서, 동시에 오른쪽 허리 근육을 수축해 오른쪽 엉덩이를 위로 끌어올린다. 움직임이 쉽게 느껴질 때까지 반복한다.

느낌

동작을 멈추고, 지금 하고 있는 동작이 어떤 것이지 확인한다. 이것은 걸을 때 발생하는 움직임패턴을 과장되게 한 것이다. 특히 오른쪽 엉덩이가 올라가고, 앞으로 이동하면서 떨어지고, 약간 뒤로 미끄러지는 등의 움직임을 보이며 전체적으로 느리게 회전한다는 것을 확인하라. 그 다음 왼쪽 엉덩이에서 같은 회전을 느껴본다.

B. 움직임

이 보행패턴을 좌우로 반복한다.(20회 반복) 한 다리를 굽히고 앞으로 밀면, 반대 다리는 펴고 위로 당긴다. 움직임이 양쪽에서 비슷하고 부드럽게 일어나게 한다.

> **느낌**
> 쭉 편 다리가 지면에 닿을 때, 다리에 가해지는 무게 때문에 엉덩이가 위로 올라가는 것을 상상한다.
> 당신이 거인이고, 슬로우모션으로 걷는다고 상상하며, 시간 날 때마다 동작을 반복한다.

당신은 이제 엉덩이(골반)에서 수직과 수평 움직임을 결합시켰다. 이 수직과 수평 움직임은 둘 다 나선형패턴circular pattern이다. 사람의 고관절hip joint은 완벽하게 둥근 모양을 하고 있다. 따라서 움직일 때 완벽한 회전을 이루도록 디자인 되어있다. 하지만 허리와 몸통 근육이 긴장되어 있으면 유연한 회전 움직임이 어려워진다.

5 자세

이제 똑바로 선 자세에서, 두 다리가 바로 고관절 아래 위치하게 보폭을 조정한다.

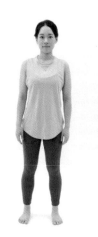

A. 움직임

오른 무릎을 똑바로 편 상태에서 왼 무릎을 굽히면, 왼쪽 엉덩이가 아래로 떨어지고 오른쪽 엉덩이는 측면으로 미끄러진다. 이 동작을 하면 무게가 모두 오른 다리에 모인다.

• 소마운동 프로그램

B. 움직임

반대로 한다. 왼 무릎을 똑바로 편 상태에서 오른 무릎을 굽히면, 오른쪽 엉덩이가 아래로 떨어지고 왼쪽 엉덩이는 약간 측면으로 미끄러진다. 무게는 모두 왼 다리로 전달된다.

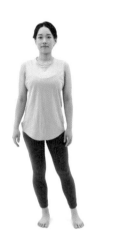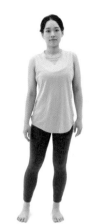

C. 움직임

다시, 오른 무릎을 똑바로 편 상태에서 왼 무릎을 굽히며 이완한다. 그 다음 왼 무릎을 똑바로 편 상태에서 오른 무릎을 굽히며 이완한다. 이런 무게 이동 운동을 부드럽게, 대칭적으로 시행한다.(20회 반복)

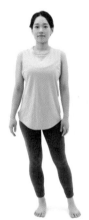

느낌

효율적인 보행이 일어날 때 엉덩이(골반)에서 일어나는 회전을 확인하라. 똑바로 편 다리에 몸무게가 가해지면서 그쪽 골반은 자연스럽게 '바깥쪽 – 위쪽outward – upward'으로 미끄러진다. 그리고 허리에는 커브가 만들어진다. 척추가 유연할수록 움직임은 더욱 쉽고 부드러워진다.

엉덩이를 자유롭게 움직인다는 것에 대해 부끄러워하지 말라. 처음엔 움직임이 어색하게 느껴진다. 하지만 거울에서 확인하면 당신의 엉덩이 움직임이 과장된 것이 아니라 매우 우아하다는 것을 알게 될 것이다. 이렇게 자유롭고 효율적인 움직임이 과장되게 느껴지는 것은, 당신이 효율적인 보행의 느낌을 잊고 살아왔기 때문이다. 하지만 금방 익숙해질 것이다. 그리고 당신의 골격구조에 맞는 자연스러운 정상보행이 이루어질 것이다.

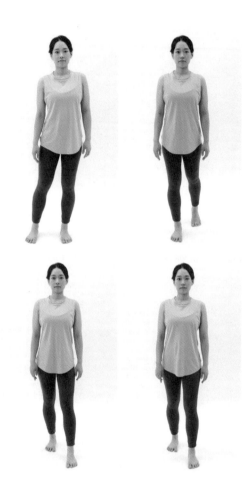

D. 움직임

왼 다리에 무게를 실은 상태에서 멈추고, 오른 무릎을 앞으로 이동시킨다. 이때 오른 발은 바닥에서 미끄러지며 앞으로 이동한다. 보폭은 작게 한다. 오른 다리로 무게가 이동한 후 오른쪽 엉덩이를 이완한다. 이완된 오른쪽 엉덩이는 바깥쪽으로 약간 미끄러지듯 이동한다.

몸이 앞으로 이동하면 왼발이 바닥에서 미끄러지며 앞으로 나간다.(보폭은 작게) 자연스럽게 왼 무릎이 펴지면서 그쪽으로 무게가 이동하고, 왼쪽 엉덩이는 바깥쪽으로 약간 미끄러지듯 이동한다.

느낌

무릎이 똑바로 펴져있다면 모든 무게를 그 다리에 이동시키면서 몸을 이완시킬 수 있을 것이다. 이런 상황에서 엉덩이는 바깥쪽으로 약간 미끄러지듯 이동한다. 동작을 멈출 때까지는 이런 '미끄러짐'이 계속 일어나게 한다. 엉덩이 주변의 근육과 인대는 별 힘을 들이지 않고도 이 무게를 견딜 수 있다. 똑바로 편 다리의 견고한 지지 위에서 몸을 이완시켜라.

걸을 때, 무릎과 엉덩이에서 일어나는 자동적인 '관절잠김joint locking' 현상을 이용한다면 보행할 때 드는 힘이 대폭 감소할 것이다. 따라서 걷는 것이 쉬워진다. 왜냐하면 무의식적으로 수축된 근육이 아니라, 뼈와 인대를 활용해 걷기 때문이다.

사자의 걸음lion's gait처럼 느껴질 때까지 이 움직임을 연습한다. 골반과 엉덩이는 자유롭게 움직이면서 몸무게는 좌우로 부드럽게 이동한다. 이때 상체와 머리는 안정되고 균형 잡힌 상태를 유지해야 한다.

E. 움직임

쭉 편 왼다리 위로 몸무게를 이동시키고 정지한다. 그러면 허리의 근육이 늘어나고 회전하면서 오른쪽 골반이 앞으로 움직인다. 골반이 수평면 상에서 왼쪽으로 돌아가는 것을 확인한다. 이 동작은 바닥에 누워서 했던 것보다 더욱 쉽다.

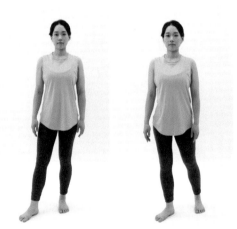

이제 골반을 앞으로 움직이며 오른 무릎을 펴서 무게를 오른 다리로 이동시킨다. 그러면 오른쪽 골반은 바깥쪽으로 미끄러지듯이 움직인다.

다음엔 왼쪽 골반이 앞으로 가면서 왼 다리
가 펴지고 무게 또한 왼쪽으로 이동한다.
이렇게 계속 앞으로 걸어나간다.

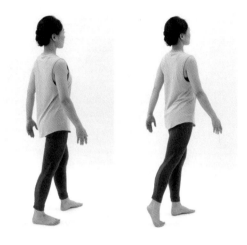

느낌
오른쪽 골반과 다리를 앞으로 움직일 때, 오른
쪽 어깨가 무의식적으로 앞으로 따라 움직이는
지 확인한다. 오른 다리가 앞으로 이동하면 왼
쪽 어깨가 앞으로 나가야 한다. 반대로 왼쪽 골
반과 다리가 앞으로 이동하면 오른쪽 어깨가 앞
으로 이동하고, 왼쪽 어깨는 뒤로 당겨진다. 이
움직임은 몸통 중간이 '부드럽게 비틀리는supple twist'는 느낌을 만든다. 이게 바로 젊고 자유
로운 움직임이다. '대측 보행패턴contralateral walking pattern'이라고도 한다.

골반이 이완된 상태로 보행이 일어나면, 발바닥이 지면에 닿을 때 발생하는 충격
을 흡수할 수 있다. 즉, '중력과의 싸움fighting against gravity'이 발, 발목, 무릎, 고
관절, 골반 등에서 생기지 않는다는 이야기다. 걸을 때 몸이 좌우로 부드럽게 회전
하면 척추와 허리의 근육이 스프링과 같은 움직임을 보인다. 따라서 대부분의 충
격이 흡수된다.

References
참고문헌

서론

1. Lake, Bernard. "Functional Integration: A Literal Position Statement." Somatics 4(2), Spring—Summer, p. 13.
2. Researchers in gerontology have finally begun to recognize that humans age in very different ways: "Usual" aging moves toward decrepitude, but some people "successfully" age and maintain their functions undiminished. See John W. Rowe and Robert L. Kahn. "Human Aging: Usual and successful." Science 237(July 10, 1987), pp. 143—149.

2장

1. Barlow, Wilfred. The Alexander Technique. New York: Knopf, 1973, p. 110.
2. Basmajian, J. V. Muscles Alive: Their Functions Revealed by Electromyography. Baltimore: Williams & Wilkins, 1979, p. 81.
3. Budzynski, Thomas H. "Brain lateralization and rescripting." Somatics 3(2) (Spring, 1981) pp. 4 ff.

4장

1. Kapandji, I. A. The Physiology of the Joints, Vol. III, The Trunk and Vertebral Column. New York: Churchill Livingstone, 1974, pp. 118—119.
2. Maclean, Paul. "Studies in the limbic system(visceral brain) and their bearing on psychological problems." In Wittkower and Cleghorn(Eds.), Research Development n Psychosomatic Medicine. Philadelphia: Lippincott, 1954, pp. 101—125.

6장

1. Palmore, E. (Ed.), Normal Aging, Vol. II, Reports from the Duke Longitudinal Studies. Durham, N. C.: Duke University Press, 1974.
2. DeVries, H. A. "Physiological effects of an exercise training regimen upon men aged 52—88." Journal of Gerontology 24(1970), pp. 325—336; and DeVries, H. A., and Adams, G. N. "Effect of the type of exercise upon the work of the heart in older men." Journal of Sports Medicine 17(1977), pp. 41—46.

3. Barry, A. J., Daly, J. W., Pruett, E. D., Steinmetz, J. R., Page, H. F., Birkhead, N. C., and Rodahl, K. "The effects of physical conditioning on older individuals. I. Work capacity, circulatory−respiratory function, and work electrocardiogram." Journal of Gerontology 21(1966), pp. 182−191.

4. Bassey, E. J. "Age, inactivity and some physiological responses to exercises." Gerontology, 24(1978), pp. 66−77.

5. Gore, I. Y. "Physical activity and aging − A survey of Soviet literature." Geronologica Clinica 14(1972), pp. 65−85.

6. Smith, E. L., and Reddan, W. "Proceedings − Physical Activity − A modality for bone accretion in the aged." American Journal of Roentgenology, 126(1976), p.1297.

7. Erickson, D. J. "Exercise for the older adult." The Physician and Sports Medicine(October 1978), pp. 99−107.

8. Mortimer, James A., Pirozzolo, Francis J., and Matetta, Gabe J. The Aging Motor System. New York: Praeger, 1982, p. 9.

9. Ibid., pp. 8−9.

10. Ibid., p. 84

11. Ibid., p. 6

7장

1. Selye, Hans. The Stress of Life. New York: McGraw−Hill, 1978; and Stress Without Distress. Philadelphia: Lippincott, 1974.

2. Selye, The Stress of Life, pp. XV−XIII.

3. Ibid., p. XVI.

4. Ibid., p. 1.

8장

1. Eaton, Robert C.(Ed.). Neural Mechanics of Startle Behavior. New York: Plenum, 1984, p. 291.

2. Ibid., pp. 295−296.

3. Selye, The Stress of Life, op. cit. p. 83.

4. Malmo, Robert B. On Emotions, Needs, and Our Archaic Brain. New York: Holt, Rinehart & Winston, 1975, pp. 22 ff.

5. Ibid., p. 58.

6. Ibid., pp. 10−11.

7. Grossman, P., and Defares, P. B. "Breathing to the heart of the matter: Effects of respiratory influences upon cardiovascular phenomena." In Peter B. Defares(Ed.), Stress and Anxiety, Vol. 9. Washington, D. C.: Hemisphere Publishing Corporation, 1985, pp. 150−151.

8. Ibid., pp. 151−152.

9. Hymes, A., and Neurenberger, P. "Breathing patterns found in heart attack patients." Research Bulletin of the Himalayan International Institute 2(2) (1980), pp. 10−12.

10. Grossman and Defares, op. cit., p. 159.

11. Ibid., pp. 154−155.

12. Ibid., p. 159.

9장

1. Caillet, René. Low Back Pain Syndrome. Philadelphia: Davis, 1962, p. v.

2. Spano, John. Mind over Back Pain. New York: Morrow, 1984, p. 9.

3. Caillet, op. cit., pp. v−vi.

4. Root, Leon. Oh, My Aching Back. New York: New American Library, 1975, p. 5.

10장

1. Blumenthal, Herman T. (Ed.). Handbook of Disease of Aging. New York: Van Nostrand Reinhold, 1983, pp. xi ff.

2. Petrofsky, Jerold Scott. Isometric Exercise and Its Clinical Implications. Springfield, Ill.: Thomas, 1982, p. 125. (Italics my own)

3. Ibid., p. 128.

4. Ibid., p. 129.

11장

1. Beacher, Edward M. (Ed.). Love, Sex, and Aging: A Consumers Union Report. Boston: Little, Brown, 1984.

2. Ibid., p. 313.

3. Ibid., p. 346.

4. Schaie, K. Warner (Ed.). Longitudinal Studies of Adult Psychological Development. New York: Guilford Press, 1983.

5. Ibid., p. 97.

6. Ibid., p. 127.

7. Ibid., pp. 128–129.

12장

1. Evans, F. J. "The power of the sugar pill." Psychology Today 7(1947), pp. 55–59.
2. Evans, F. J. "Unravelling placebo effects: Expectations and the placebo response." Advances 1(3) (Summer 1984), p. 16.
3. Ibid., p. 11.
4. Beecher, H. "Surgery as a placebo." Journal of the American Medical Association 176(1961), pp. 1102–1107.
5. Wickramasekera, Ian. "The placebo as a conditioned response." Advances 1(3) (Summer 1984), p. 25. (Italics my own).

14장

1. An audio cassette version of these same eight somatic exercise. The Myth of Aging, narrated by Thomas Hanna, is available through Somatic Educational Resources, 1516 Grant Avenue, Suite 220, Novato, California 94945. Somatics: Magazine–Journal of the Bodily Arts and Science can also be ordered from this address.

Epilogue

2012년 7월에 『소마틱스』을 출간하고 벌써 7년이 지났다. 판권이 만료된 책을 시간이 지나 새로운 출판사와 재계약하고, 책 안의 동작 사진들을 모두 다시 찍은 후 문장을 하나하나 재교정하는 과정은 '뜻밖의 여정', '뜻밖의 즐거움'을 선사했다. 오래된 친구와 다담을 나누는 느낌이랄까? 개인적으로는 내가 세상에 선보인 첫 번째 책이다. 번역 이전과 번역하는 과정, 그리고 그 이후에도 강의할 때마다 계속, 마르고 닳도록 읽은 책이라 여기 나온 문장 하나하나가 세포에 녹아있는 것 같다. 이번에 교정하면서 또 읽으니 다시 감흥이 이는 문장들이 의식의 수면으로 부상한다. 소마틱스 분야 고전이라는 말이 아깝지 않은 책이다. 시간이 지나도 변치 않는 향기가 있다.

『소마지성을 깨워라』, 『코어인지』, 『15분 소마운동』, 『근육재훈련요법』, 『앉기, 서기, 걷기』까지 총 5권의 소마틱스 분야 책이 그 이후에 계속 출간되었고, 2019년 올해 하반기엔 『바디마인드센터링』, 내년 초엔 『펠덴크라이스의 ATM』까지 준비중이다. 번역본 말고 나의 개인적인 생각이 담긴 『소마코칭』이라는 책도 열심히 쓰고 있으니 내년 중에는 출간될 수 있을 것이다.

처음 『소마틱스』를 국내에 소개할 때는, '이 생소한 분야를 누가 알아줄까?' 하는 마음이 강했지만, 요즘 인터넷에 소마틱스 키워드로 검색을 하면, 붐까지는 아니어도 다양한 분야 사람들의 생각과 평을 볼 수 있다. 아직도 마이너한 분야이고 '소마틱스'를 한다고 하면 그게 뭐냐고 묻는 사람들이 더 많지만, 때론 한밤중에, 책을 읽고 너무 좋아서 '고맙다'는 문자를 카카오톡으로 보내거나, 개인 인스타그램과 블로그에 책의 감상을 남기는 사람도 있는 것을 보니, 그래도 뭔가 소마틱스라는 단어가 조금씩 한국인들의 머리에 포지셔닝되고 있다는 생각을 하게 된다.

2012년에 내가 바라본 소마틱스와 2019년에 바라보는 관점은 당연히 다르다. 지난 7년 동안 거의 매년 한 권 정도의 책을 번역하고, 소마틱스와 관련된 강의를 수십 차례 하고, 수십 권의 책을 보고, 내 몸에 그 원리와 동작을 심어가는 과정에서 많은 것이 변했다. 웬만한 산은 가볍게 오를 정도로 체력이 좋아진 것은 덤이다. 소마틱스 전문가 강좌(엡사+소마코칭)도 계속 진행하고 있고, 최근에 출간한『선앤숨』책에 나온 '선앤숨 에너지명상' 수련을 소마틱스 원리와 결합해 '소마에너지명상'이라는 수련 프로그램도 전하고 있다. 나의 삶 자체가 소마틱스를 중심으로 돌아가는 느낌이다. 소마틱스가 내 몸과 마음을 주도적으로 바꾼 것처럼, 이 '1자 관점 접근법'이 많은 이들의 삶을 변화시킬 수 있길 희망한다.

컬러판으로 새롭게 제작된 이번『소마틱스』에 큰 도움을 준 이들이 있다. 먼저 동작 모델이 되어준 유주미 선생님께 감사한 마음을 전한다.『선앤숨』과『소마코칭』에도 이분의 사진이 들어간다. 밝은 에너지가 있어서 동작도 더 완성도 있게 나온 것 같다. 사진을 찍느라 고생한 권정열 군에게도 감사하다는 말을 전하고 싶다. 본문에 나온 목각인형 사진뿐만 아니라 디자인이나 이미지 관련 도움을 많이 주었고, 나의 다른 책들에도 계속 조언을 주고 있다. 그동안『소마틱스』를 읽고 번역의 문법적인 측면뿐만 아니라 내용적인 측면에서도 계속 조언을 해주신 모든 분들께 감사드린다. 지난 7년간 체크한 문제들을 이번 교정판에 모두 반영하였다.

개인적으로 이 책이 지닌 힘은 철학자 토마스 한나의 문장력에 있다고 생각한다. 그는 바니, 제임스, 루이스, 할리, 알렉산더와 같이, 주변에서 흔히 볼 수 있는 '감각운동기억상실증' 몸을 지닌 이들을 매의 눈으로 관찰하고 소마틱스 원리에 맞춰 교정한다. 그 과정에서 얻은 깨달음을 인간의 보편적인 문제로 부각시키고, 소마와 소마의 문제를 정의한다. 덧붙여 현대 문명을 살아가는 이들이 지닌 '노화에 대한 편견'을 깨뜨리고 '자기책임'을 묻는다. 비근한 일상을 통해 인간 존재가 나아갈 방향을 한 권의 책에 담으려는 의도를 명료한 문장으로, 철학자의 관점에서 전하려 한다. 대단한 책이다. 소마틱스 분야를 단지 테크닉의 집합이 아니라 철학적 영역으로 간주할 수도 있는 것은 전적으로 토마스 한나의 공이다. 그의 의도가 얼마나 성공적이었는지 판단하는 것은 독자의 몫이며, 번역 과정에서 생긴 의미 왜곡에 대한 허물은 역자에게 귀속된다. 여건이 되시는 분들은 원서의 문장을 한 줄 한 줄 곱씹어 보길 권한다.

이 책을 읽는 모든 이들의 정기신(몸, 에너지, 마음)이 건강하길 기원한다.

2019년 9월 25일
사당 소마코칭스튜디오에서
최광석

[KS바디워크소마틱스연구소 협력 단체]

KS바디워크소마틱스&선앤숨연구소(www.bodywork.kr)
소마코칭 스튜디오(www.somacoaching.kr)
대표: 최광석(010-9686-4896)

소마앤바디(www.somaandbody.com)
대표: 한얼/ 부대표: 김주현(02-6080-8200)

소마요가앤아나토미 스튜디오(www.somayoga.ac)
대표: 장지숙(02-6401-5089)

소마요가무브먼트(www.somayoga.net)
대표: 김선제(010-2848-0165)

요가트리(www.yogatree.kr)
대표: 정하윤(070-8777-2040)

달콤요가필라테스(www.dalcomyoga.com)
대표: 최다희(031-722-1700)

피트니스 소마(blog.naver.com/ultrayujin)
대표: 박유진/ 수석: 강진주(02-3141-0922)

내 안에서 찾아보는
소마틱스 시리즈

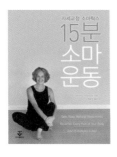

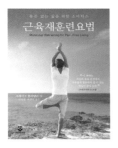

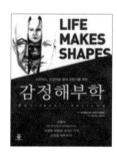

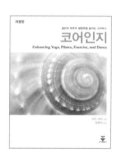

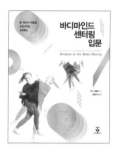

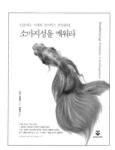